図解

脳がよみがえる断食力

「ケトン体」を活かす〈山田式〉で
頭が冴える！ 健康になる！

杏林予防医学研究所所長
山田豊文

青春出版社

はじめに　「断食力」で人生が変わる！

私は長年、多くのアスリートや著名人の方々にコンディショニングのアドバイスをおこなうなかで、「何を食べるか」によって脳も体も劇的に変わるということを、何度も目の当たりにしてきました。

さらにいえば、「何を食べないか」次第でも、脳や体は一変します。農薬や化学肥料が使われた野菜や果物、さまざまな環境汚染物質、添加物まみれの加工食品、問題だらけの肉や乳製品、そして市販の食用油や油脂製品……。こうした、脳と体に害をもたらすあらゆるものを遠ざければ、その分だけ脳や体の機能はアップします。

それは、何を食べるか食べないかの正しい選択によって、私たちの体を構成している約60兆個の細胞の環境が整い、その一つひとつが最高の働きをするようになるからです。

また、選択の順番も極めて重要です。何を食べないか（マイナスの栄養学）に先に取り組んだ上で、何を食べるか（プラスの栄養学）を検討・実践するのがもっとも理想的です。こうすれば、全身の細胞たちに快適な環境を提供することができます。

そんな、「マイナスの栄養学」の究極の方法が、1日0食、すなわち「断食」です。

私はかつて、新書『脳がよみがえる断食力』（2009年・青春出版社刊）で、疲れにくくなる、集中力・記憶力がアップする、五感が鋭くなるといった、断食のさまざまな効用について紹介しました。この本を通じて、単なる減量法などではない「断食力」の真髄については、多くの方に知っていただくことができたと自負しています。自らの潜在能力を飛躍的に発揮させるには、日々の生活のなかで意図的かつ定期的に食を断つ必要があるのです。

そして今回、断食や食に関する最新情報をお届けするとともに、図やイラストを交えながら、よりわかりやすく解説するために生まれたのが本書です。なかでも、断食中の体内で発生する「ケトン体」という物質については、近年さまざまな働きが知られるようになっており、この本でも「ケトン体」を最大限に活用する方法について説明しています。

また、私の提唱する独自の断食法「ミネラルファスティング」では、断食前後の食生活はもちろん、普段の食事や生活習慣についても重視しています。そんな〈山田式〉断食プログラムの具体的な実践法についても、できる限りの情報を詰め込みました。

「断食力」で人生が変わる——。ひょっとすると、何を大げさなと思う人がいるかもしれませんが、百聞は〝一践〟にしかず、体験すれば誰でも実感できます。むしろ、人生を変えることのできる、もっとも簡単な方法こそが断食だといっても過言ではありません。

この本との出会いをきっかけに、これまでの食べ方や生き方を見直し、みなさんが健康で実りある人生を送られることを願っています。

食べるということは、胃や小腸、膵臓《すいぞう》、肝臓、腎臓などの臓器を消化・吸収のために働かせること。断食すると、これまで働き詰めだった内臓は休息をとって元気になります。消化・吸収に使われていたエネルギーを、修復や再生にまわせるため、本来の機能を回復するのです

1

内臓を休ませる

リセット効果

五感が鋭くなる

2

断食後は、食べ物そのものの味をより強く感じ、おいしく感じられるようになります。また、今までの味付けを濃く感じたり、アルコールやタバコがほしくなくなることも。味覚だけでなく、嗅覚や視覚、聴覚などが、よりクリアになったと実感する人が多くいます

3 免疫力がアップする

白血球は空腹時に活性化することがわかっています。そのため、断食すると白血球の働きが活発になり、免疫力がアップするのです。体内の細菌やウイルスを排除する力が高まるので、断食後風邪を引きにくくなったという声もよく聞きます

断食力の

4 肺がきれいになる

車の排気ガスや工場の煙などの大気汚染で、気づかないうちに肺はダメージを受けています。また、タバコの煙に含まれている有害物質は、吸わない人にも悪影響を与えます。断食することで免疫力が高まると、有害物質の侵入を防ぐことができるため、肺がきれいになります

デトックス効果

1

人間の体には本来、有害物質を解毒・排泄する働き（デトックスのしくみ）が備わっていますが、現代人はそのデトックスが追いついていない状態です。有害物質は脂肪に蓄積されやすいという特徴があるため、断食により脂肪燃焼が促されると、スムーズなデトックスにつながります

有害物質を排出する

大腸がきれいになる

2

便秘気味の人はもちろん、そうでない人も、大腸には余計な老廃物がたまっていたり、腸内細菌のバランスが崩れたりしています。食べ物が入ってこない断食中は、いわば腸の大掃除をしているようなもの。断食後は腸内環境が整えられてスッキリ！

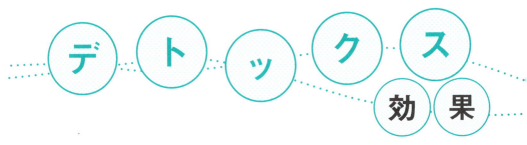

肝機能が改善する

3

肝臓はデトックスの要《かなめ》。肝臓がアルコール代謝にかかわっていることはよく知られていますが、薬や食品添加物、重金属などを解毒する働きもしています。断食中は新たな有害物質が入ってこないため、肝臓はこれまでたまっていたもののデトックスに専念できるのです

断食力の

4

断食による一番わかりやすい効果が、体重の減少です。このとき、脂肪が燃焼しているというのがポイントになります。なぜなら、体内の脂肪が燃焼することにより、脂肪酸のアンバランスが解消されるから。断食は、いわば「体のオイル交換」をおこなう上で絶好のチャンスなのです

脂肪が燃える

『【図解】脳がよみがえる断食力』目次

はじめに　「断食力」で人生が変わる！　002

第1章

「断食力」で頭が冴える！　健康になる！

食べることは体にとって大仕事　014
消化作業を減らせば酵素の節約になる　016
食事には体に毒が入るリスクがつきもの　018
断食はたまった汚れを出す「体の大掃除」　020
断食が解毒に役立つ2つの理由　022
科学で証明された断食の若返りパワー　024
断食で腸内環境も変化する　026

腸の状態が脳にも影響する「脳腸相関」 028
「飢餓のストレス」が生命力を高める 030
「断食とはメスを使わない手術である」 032
アスリートはなぜ断食するのか 034
宗教、哲学でも取り入れられていた「断食力」 036
動物や昆虫も断食していた！ 038
column 断食で時差ボケ解消！ 040

第2章

断食成功のカギを握る「ケトン体」

話題の体内物質「ケトン体」とは 042
「ケトン体」は体の予備燃料 044
断食中にエネルギーがつくられるメカニズム 046
「ケトン体」が脳を、体を活性化する！ 048
体験談 ケトン体が出て脂肪が燃えているのを実感！（24歳・女性） 050
実践してわかったミネラルファスティングの効果（28歳・男性） 051
断食で子宮頸がんが消えた！（29歳・女性） 052

第3章

〈山田式〉ファスティングで脳がよみがえる！

「水だけ断食」がおすすめできない理由 054
栄養素を味方につけるミネラルファスティング 056
断食力の土台をつくる「穀菜食」 058

準備期
断食は「断食前」からはじまっている 062

断食期
水とファスティング用ドリンクをとる 064
「体調管理シート」をつけよう 066
ファスティング中、特に注意すべきこと 070

復食期
消化しやすいもので胃腸をならしていく 072
準備期・復食期におすすめのレシピ 074

Q&A
こんなときどうしたらいい？ ファスティングQ＆A 078

第4章

「断食力」を高める食べ方、生き方

新発想！　健康は「細胞レベル」で考えよう　082
「1日2食」のすすめ　084
少食は病気も予防する！　086
「炭水化物＝糖質」ではない　088
「肉＝嗜好品」と位置付ける　090
肉を食べなくてもたんぱく質はつくられる　092
全身の健康に不可欠な食物繊維の働き　094
食事内容次第で歯や顎も変化する　096
食物繊維と同じ働きをする「レジスタントスターチ」　098
「生きたミネラル」と「死んだミネラル」がある　100
牛乳を飲むことの8つの問題点　102
「どんな油をとるか」が細胞の質を左右する　104
「オメガ3」と「オメガ6」のバランスが大事　106
一番のおすすめは良質の「亜麻仁油」　108
絶対とってはいけない「トランス脂肪酸」　110

断食と少食を中心とした9つのメソッド 112
脳と体が目覚める「朝」の過ごし方 114
集中力・ひらめきがアップする「昼」の過ごし方 116
脳と体の回復力を高める「夜」の過ごし方 118
「新月ファスティング」を取り入れよう 120
参考資料 〈山田式〉ミネラルファスティング実践データ 122

本文イラスト　上田惣子　／　本文デザイン　青木佐和子

第1章

「断食力」で
頭が冴える！ 健康になる！

食べることは体にとって大仕事

私たちが毎日食べたものは、どのように消化・吸収されていくのでしょうか。

口から食道、胃、腸、肛門という1本につながっている消化管を通っていく過程では、唾液腺、膵臓、肝臓、胆のうなどから消化液や消化酵素が分泌され、食べ物を細かく分解しています。そうして栄養素として消化管の細胞から吸収され、血液にのって体の隅々の細胞まで運ばれていきます。

口のなかで咀嚼《そしゃく》された食べ物は食道を通って胃に行き、まずそこで分解されます。胃から小腸へと送られた食べ物はさらに消化が進められ、一部の栄養素はこの段階で吸収されていきます。さらに消化されなかったものは大腸へ送られ、そこで腸内細菌によって分解され、分解されなかったものは便として排泄されるというわけです。このように、体はいくつもの消化プロセスを繰り返しているのです。

三大栄養素と呼ばれるものに炭水化物、たんぱく質、脂肪がありますが、それぞれ担当する消化酵素が決まっています。炭水化物はブドウ糖などの単糖類に、たんぱく質はアミノ酸やペプチドなどに、脂肪は脂肪酸とグリセロールに変えられ、小腸の細胞から吸収されます。単糖類とアミノ酸は小腸の毛細血管から門脈に入り、肝臓へと運ばれます。脂肪酸とグリセロールはリンパ管から血液に入り、心臓を経て肝臓へと運ばれます。

このような消化・吸収のプロセスでは、1日に数ℓもの消化液が分泌され、体内でつくられるエネルギーの約8割を使っているといわれています。

つまり、食べるということは、体にとって非常に負担がかかるということです。

それなのに、食べすぎや高たんぱく・高脂肪の食事、添加物が含まれた食べ物をとったりすれば、それだけ消化・吸収に時間や手間がかかってしまいます。

さらにいえば、空腹時でなければ消化できません。仕事がたまったままで新たな仕事にはとりかかれない。だから本来は空腹でなければ食べてはいけないのです。

消化・吸収のメカニズム

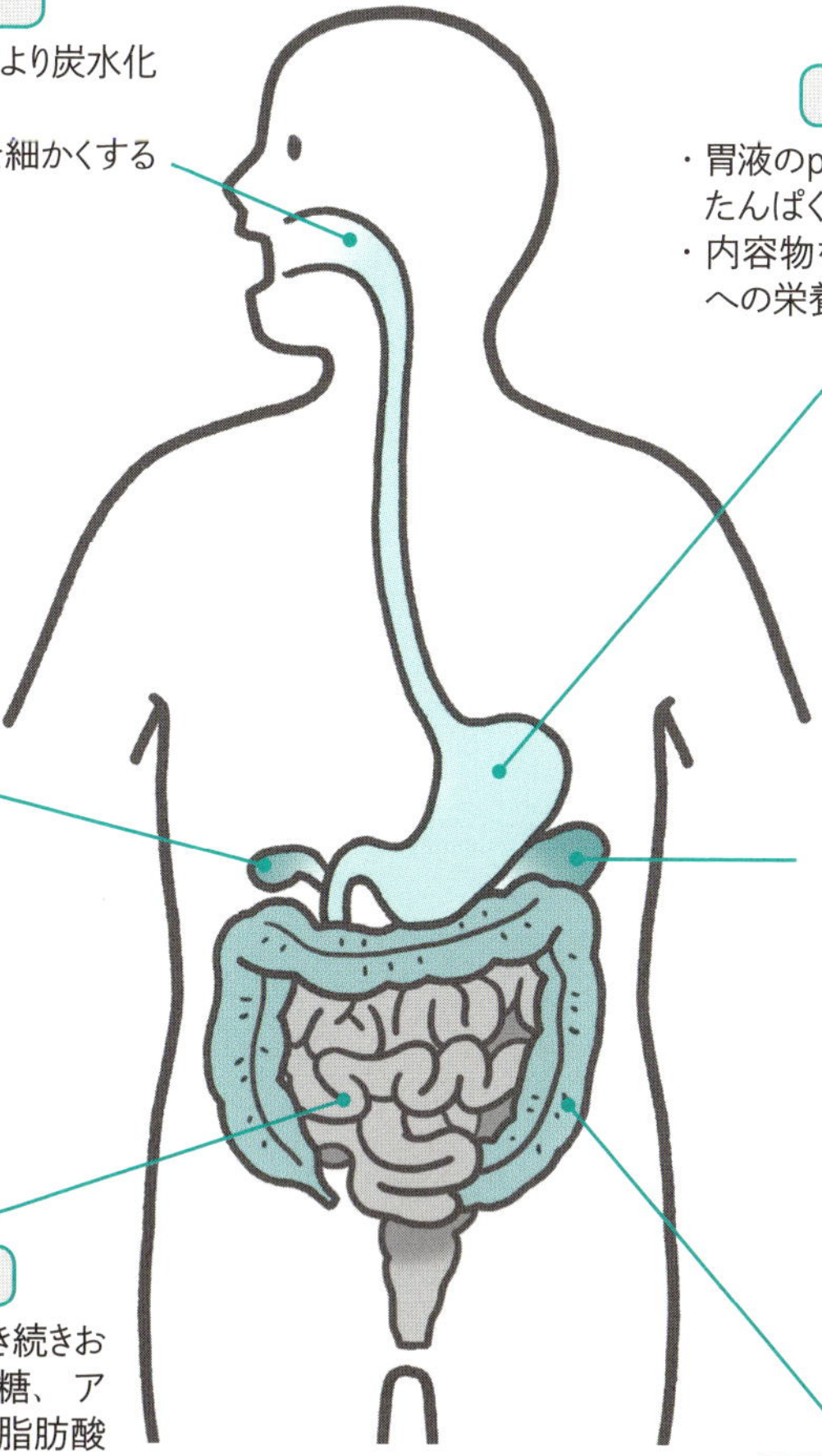

口と食道

・アミラーゼの分泌により炭水化物の分解を開始
・咀嚼により食べ物を細かくする

胃

・胃液のpH低下とペプシンによるたんぱく質の分解の開始
・内容物を送り出す速度が腸管への栄養素の移動を左右する

胆のう

胆のうから分泌される胆汁によって、胃で酸性の粥状になった食べ物を乳化・アルカリ化

膵臓

膵臓から分泌される消化酵素による三大栄養素の分解
（アミラーゼ：炭水化物、トリプシン：たんぱく質、リパーゼ：脂肪）

小腸

・栄養素の消化が引き続きおこなわれる。ブドウ糖、アミノ酸やペプチド、脂肪酸やグリセロールのほか、脂溶性／水溶性ビタミン、水分とミネラルが吸収される。通過時間は食物繊維の量などによって支配される
・胆汁とコレステロールの再吸収

大腸

・腸内細菌による食物繊維の消化と、それに伴うアミノ酸、ビタミンB群、短鎖脂肪酸などの合成
・水分、ミネラル、ビタミンKの吸収

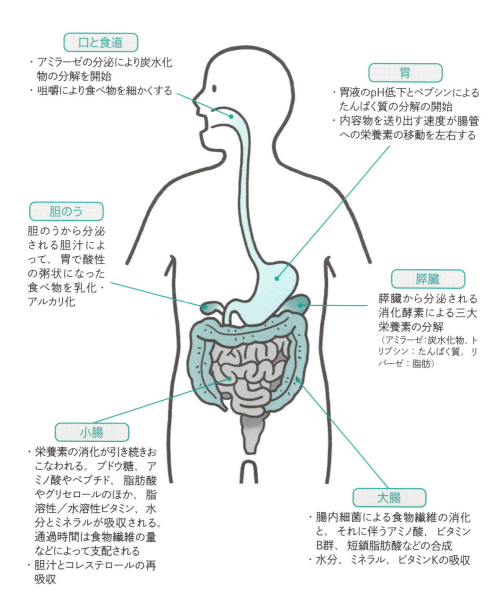

消化作業を減らせば酵素の節約になる

消化・吸収のプロセスには消化酵素がかかわっていると述べましたが、体内で働く酵素には大きく分けて「消化酵素」と「代謝酵素」の2種類があります。

食べ物を分解する際に働くのが消化酵素です。代表的なものに、炭水化物を分解するアミラーゼ、たんぱく質を分解するペプシン、脂肪を分解するリパーゼなどがあります。

一方の代謝酵素は、細胞内で栄養素のつくり変えや組織の修復などにかかわっています。私たちの体のなかでは3000種類以上の代謝がおこなわれていますが、このとき酵素がなければ代謝がうまくいきません。その結果起こってくるのが病気や老化というわけです。

このように大変重要な酵素なのですが、生涯のうちに体内でつくられる量は遺伝子によって決められている（限度がある）という説が有力です。だからこそ、酵素をムダづかいしてはいけないのです。

では、体内で一番酵素をムダづかいしがちな作業は何でしょうか。そう、消化です。

食べ物が体内に入ってくれば、それだけ消化酵素の出番が増えることになります。そしてその分、代謝酵素の働きが低下する——。そこで、このような消化酵素と代謝酵素のアンバランスを正してくれる唯一の方法が「断食」なのです。

体に消化作業を休ませ、消化酵素を節約させるようにすれば、その分だけ代謝酵素の合成がパワーアップします。すると、体内での代謝もうまくいき、体調がよくなったり老化を止めたりすることができるのです。

なお、食物に含まれている「食物酵素」には、おもに消化を助けてくれる働きがあります。普段食べるものを食物酵素が多いものにすることも、消化酵素を節約するために役立ちます。

食物酵素には、大根に含まれるジアスターゼ、パイナップルに含まれるブロメラインなどがよく知られています。ただし食物酵素は熱に弱く、48℃以上で壊れやすくなってしまいます。有効活用するためには「生で食べる」ことがポイントです。

酵素の種類

酵素

体内酵素
（人体のなかでつくられる潜在酵素）

代謝酵素

細胞内で栄養素のつくり変えや組織の修復をおこなう。不足すると病気や老化の原因になる

消化酵素

食べ物を分解する際に使われる。消化に手間がかかるものは、その分消化酵素を消費してしまう

・炭水化物を分解…アミラーゼなど
・たんぱく質を分解…ペプシン、プロテアーゼなど
・脂肪を分解…リパーゼなど

食物酵素
（外から取り入れるもの）

生の野菜や果物、発酵食品に含まれており、消化を助ける。熱に弱く48℃で壊れやすくなってしまう

▼▼▼

酵素をムダ使いしないことが
健康・長寿の秘訣

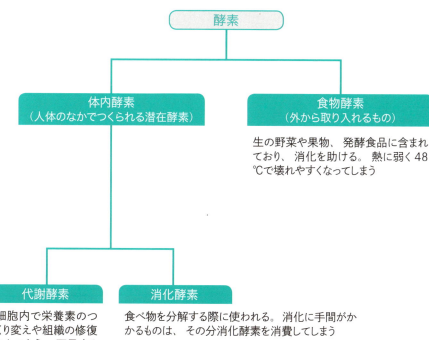

食事には体に毒が入るリスクがつきもの

私たちの体は、皮膚や髪の毛、内臓から骨、血液、ホルモンに至るまで、すべて食事を通して取り込んだ栄養素からつくられています。

生命を維持していくには、栄養をとることが不可欠です。そのために体のなかに何を入れるのかを重視する「足し算の栄養学」が、これまでの考え方でした。

しかし現代では、入れることと同時に「入れないこと」が大切になってきています。これが「引き算の栄養学」です。

「引き算の栄養学」というと、単なる減量と思われるかもしれませんが、それだけではありません。

たとえば野菜や果物に使われる農薬、加工食品に使われる添加物、肉や魚の飼育・養殖の過程で使われるホルモン剤や抗生物質、環境中にある放射性物質――。食べるということは体に栄養素を取り入れると同時に、こうした有害物質をとってしまうことにもなります。

当然のことですが、食べる回数が多ければ多いほど、毒が入るリスクは高くなります。このため、断食すればするほど、毒の取り込みを抑えられます。また、断食自体にも毒を出す「デトックス効果」があります。

その上で、できるだけクリーンな食事を続けることが大切です。食材で見ていくと、動物性のものほど毒が多い傾向があります。生物濃縮といって、食物連鎖の上位にいる生き物ほど体内に有害物質がたまっていくからです。

生物濃縮による汚染の影響を受けないためには、食事を植物性食品中心にすることです。それが、玄米や豆類、野菜を中心とした和食「穀菜食《こくさいしょく》」(後述)です。

断食とともに「穀菜食」を実践することで、「引き算の栄養学」がうまくいくのです。

まずは「引き算の栄養学」で体に有害なものを取り除きましょう。消化機能を休ませた断食後は、より栄養の吸収がよくなっています。いくら体にいいものをとっても、きちんと吸収されなければ意味がありません。「引き算の栄養学」と「足し算の栄養学」は、いわば車の両輪のようなものなのです。

身近にこんなにある有害物質

化学薬品

農薬・化学肥料

野菜や果物を育てる過程で使われる。 残留農薬の問題も

抗生物質・ホルモン剤

牛、 豚、 鳥などを飼育する過程で、 病気を防いだり成長を促進するために使われる

環境ホルモン

身のまわりにある化学物質のなかで、 生物のホルモンの働きを狂わせてしまう物質。 プラスチック容器の原料として使われるビスフェノール A や、 ダイオキシンと似た構造を持つ PCB （ポリ塩化ビフェニル） などがある

有害金属

水銀

海洋汚染の影響を受けた小型魚を大型魚が食べると、 生物濃縮でより蓄積される。 歯の治療で使われるアマルガムにも含まれている

鉛

水道管やペンキなどに用いられているほか、 タバコや排気ガスにも含まれる

アルミニウム

容器として使われるほか、 食品添加物の膨張剤、 着色料にも含まれている

食品添加物

ソルビン酸

保存料のひとつで、 食品のもちをよくするため、 多くの食品に含まれている

亜硝酸塩

加工肉や魚卵などの発色剤として使われている

トランス脂肪酸

植物油を固体化する際に発生するもので、米国では 2015 年、3年以内に食品添加を全廃すると発表。 マーガリンやショートニングに含まれる

断食はたまった汚れを出す「体の大掃除」

　先ほど、解毒の必要性について述べましたが、私たちの体にはもともと解毒システムが備わっています。汗をかいたり尿や便を出すのもそうですし、食あたりなどで嘔吐するのもそうです。そして、解毒の中心的な役割を担っているのが肝臓です。

　通常は、おもに体内で発生した老廃物や異物を処理するために働いていますが、そんな肝臓をさらに働かせてしまうものがあります。それがお酒（アルコール）、カフェイン、食品添加物、薬などです。

「アルコールはともかく薬は体を治すために必要なのでは？」と思われるかもしれませんが、これらは症状を強制的に抑えるだけのものにすぎず、体にとっては異物です。そのため、体内ではそれを無毒化して処理する必要があるのです。

　また、たんぱく質を体内で利用する際には、体に有害なアンモニアが発生します。この解毒をおこなっているのも肝臓です。

　毎日お酒やコーヒーを飲んだり、添加物の入った加工食品をとったり、肉などの高たんぱく食品をたくさん食べる生活を続けていれば、肝臓の解毒システムは処理が追いつきません。そうして解毒パワーが落ちたところに新しい有害物質が次から次へと入ってくれば、それが体にたまっていくのは当然のことでしょう。

　ここで、私たちの体を石炭ストーブにたとえて考えてみましょう。灰や燃えカスのたまった石炭ストーブに燃料をたくさん入れても、うまく燃えてくれませんね。ここでいう灰や燃えカスというのは、体にたまった有害物質や老廃物です。燃料というのは栄養素です。

　燃えカスや煙突にたまったススを掃除すれば、ストーブはよく燃えるようになります。同じように私たちの体も、断食することで体にたまった有害物質を排出すれば、摂取した栄養を効率よくエネルギーに変え、より健康で活動的に毎日を過ごせるようになるのです。

　断食はたまった汚れ（毒）を出す体の大掃除。さまざまな有害物質に囲まれて暮らす私たちにとって、断食は欠かせないのです。

たまった汚れは断食で掃除できる！

燃えカスのたまったストーブ　＝　毒のたまった体

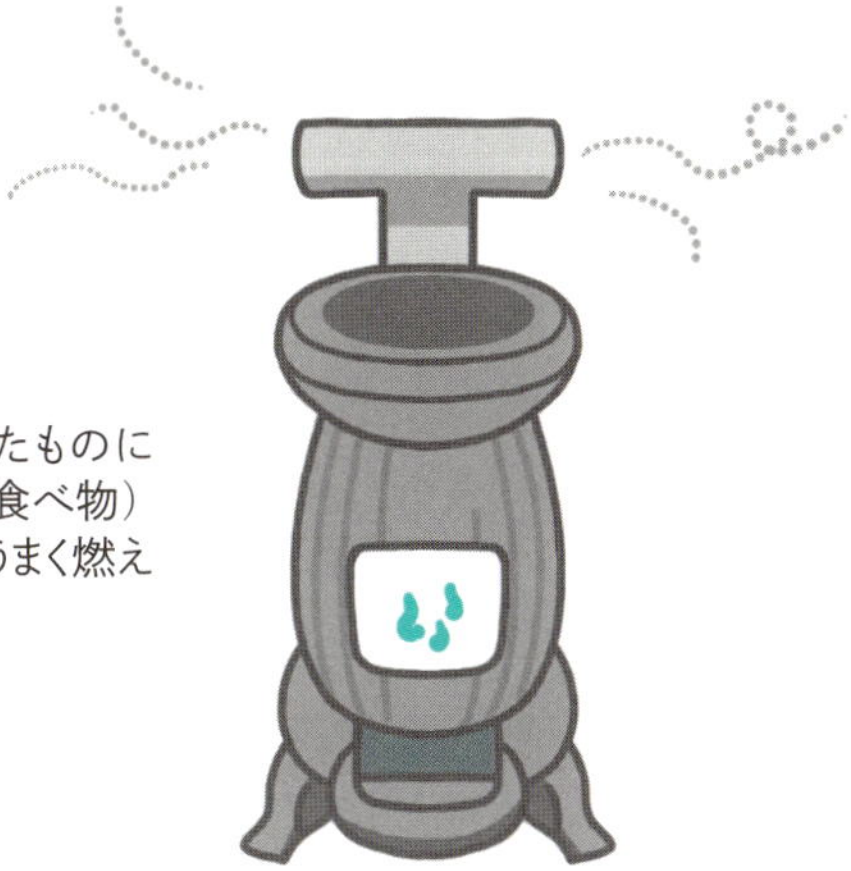

汚れのたまったものにいくら燃料（食べ物）を入れても、うまく燃えない

燃えカスのないストーブ　＝　毒のない体

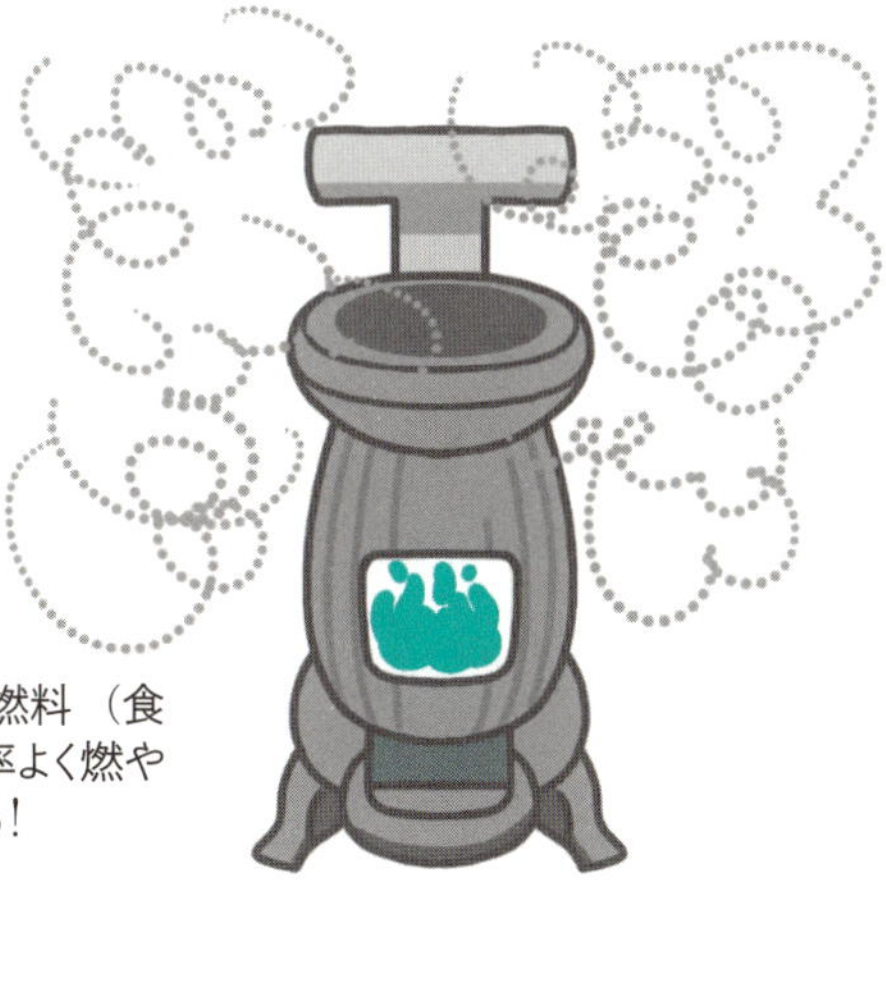

汚れがないと燃料（食べ物）を効率よく燃やすことができる！

断食が解毒に役立つ2つの理由

断食が有害物質の解毒に役立つメカニズムは、大きく2つに分けられます。

ひとつは「体脂肪の燃焼」です。断食中は食べ物の供給がストップするわけですから、体内にあるものでエネルギーをまかなおうとします。そのおもなエネルギー源となるのが脂肪組織ですが、有害物質の多くは油になじみやすい性質を持っていることから、体内に取り込まれると脂肪組織に蓄積する傾向があります。そのため、断食をおこなって体脂肪がエネルギー源として利用される際に、脂肪組織から有害物質が遊離して、体外に排出されやすくなるというわけです。

もうひとつは、「たんぱく質の正常な機能」です。脂肪組織から遊離した有害物質は、血液中にいったん放出されたあと、そのまま腎臓で濾過《ろか》されて尿から排泄される場合もありますが、肝臓で処理された上で、便や尿から体の外に追い出される場合もあります。肝臓では、おもに3種類の「解毒たんぱく質」が有害物質の処理を担当します。

人間の体内には60兆個の細胞があり、その細胞のなかにはミトコンドリアや小胞体、ゴルジ体という器官があります。細胞内でエネルギーをつくり出すのがミトコンドリア、体用のたんぱく質の製造工場になっているのが小胞体、小胞体で製造されたたんぱく質に独自の特徴を追加したりするのがゴルジ体の役目です。

さらに、たんぱく質が働くための立体構造を整えたり、不要なたんぱく質をリサイクルにまわしたりするしくみも、細胞内には備わっています。これらの細胞内小器官やしくみによって成り立っているのが、たんぱく質の品質管理システムです。

ところが、有害物質が体内に取り込まれて細胞の環境がダメージを受けたままだと、これらの器官が正しく機能せず、立体構造やリサイクルのしくみにも支障をきたすことになります。そして、たんぱく質の品質管理システムが誤作動を起こすようになってしまいます。その結果、解毒たんぱく質が正しく機能せず、体内のデトックス能力が大幅に低下してしまうわけです。

断食がなぜ「デトックス」に役立つのか？

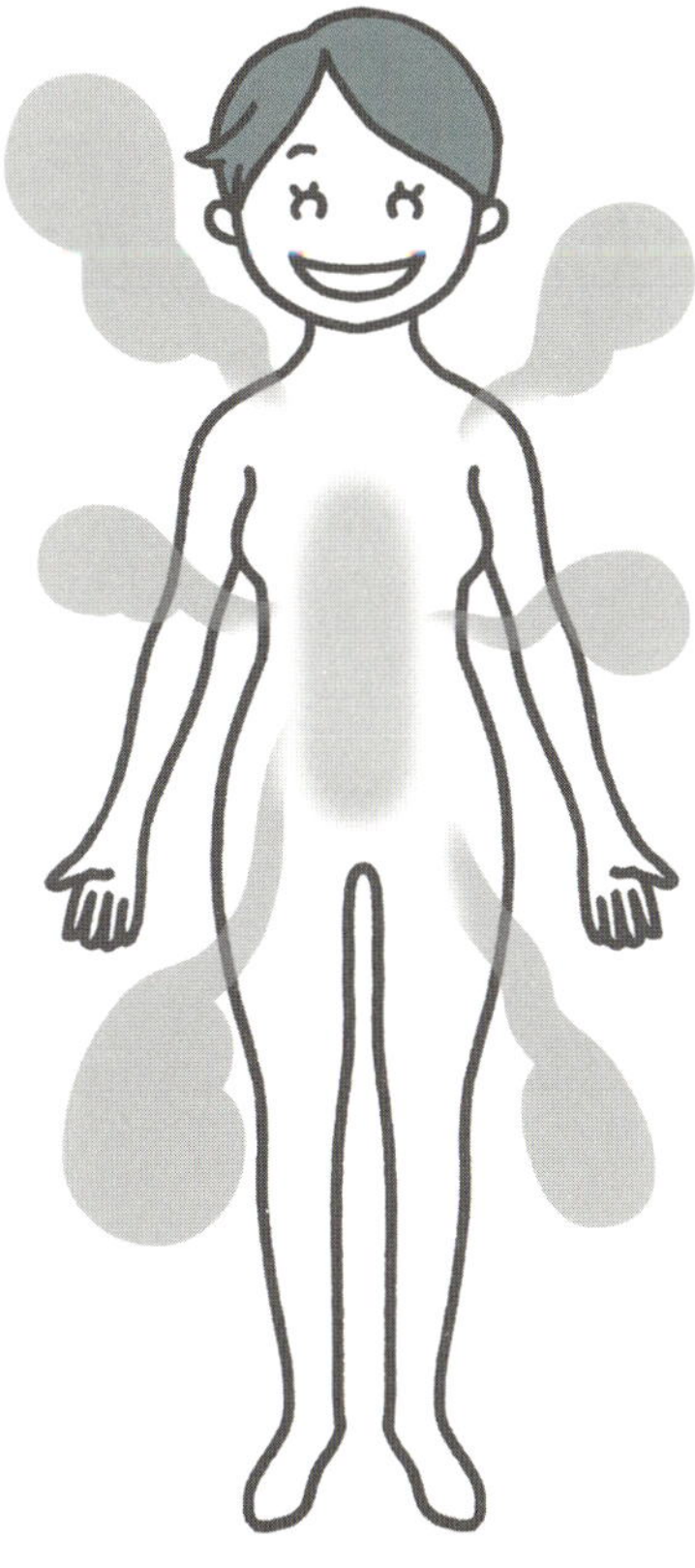

体脂肪を燃焼させる

体に入った有害物質は脂肪に蓄積しやすい。断食中は食べ物によりエネルギーを得られないため、おもに体内にある脂肪を燃やしてエネルギーに変えようとする。その際に有害物質が脂肪から遊離して体外に排出されやすくなる

解毒たんぱく質の機能を回復させる

肝臓で働く3つの解毒たんぱく質、

・メタロチオネイン
…重金属の処理が専門
・シトクロムP450
…重金属以外の化学物質の処理が専門
・グルタチオン
…重金属と化学物質の処理を兼任

が細胞内で正しくつくられ、働けるようにする

断食には、有害物質を解毒するだけでなく、細胞内のメカニズムをいったんリセットし再び正しく機能させるという、驚異的な健康効果がある！

科学で証明された断食の若返りパワー

２０００年、断食の若返り効果を裏付ける研究発表がありました。そのカギを握っていたのが「長寿遺伝子（サーチュイン遺伝子）」です。

マサチューセッツ工科大学のレオナルド・ガレンテ博士が発見したこの遺伝子は、寿命をコントロールしており、活性化すると寿命が延びることがわかったのです。そしてガレンテ博士は「少ない食料」が長寿遺伝子をオンにすることを証明しました。

同じく２０００年に発表された、ウィスコンシン・マディソン大学のサルを使った研究では、食べ物を自由に食べさせたグループと、カロリーを70％に抑えた２つのグループを比較したところ、カロリー制限をしたサルのほうが生活習慣病や老年病で死亡する数が３分の１程度で、シワや白髪が少なく見た目も若々しかったといいます。

さらに近年では、総カロリーを減らすより、断食でミトコンドリアを増やすほうが、長寿遺伝子をオンにするのに効果的であることがわかってきました。

ミトコンドリアとは、私たちの細胞内にあるエネルギー生産工場ともいうべき存在です。ミトコンドリアは栄養素と酸素を利用してＡＴＰ（アデノシン三リン酸）というエネルギー物質をつくり、ありとあらゆる生命活動に使われます。

そのため、ミトコンドリアの数が少なければ、それは細胞の活動低下に直結します。また、ミトコンドリアの働き自体が低下すると活性酸素が大量につくられるようになり、老化が進んでしまいます。

この流れにストップをかけてくれるのが断食です。

実はミトコンドリアには、負荷をかけると増加するという特徴があります。そのため、空腹状態が続くと体は食糧不足だと認識し、ミトコンドリアを増やしてエネルギーをつくろうとするのです。断食によるリセット効果はミトコンドリアの働きも回復してくれます。

ミトコンドリアが増えれば、細胞のエネルギー生産量も増え、老化を抑えることができる。そのスイッチを入れるのが断食なのです。

ミトコンドリアは細胞内のエネルギー工場

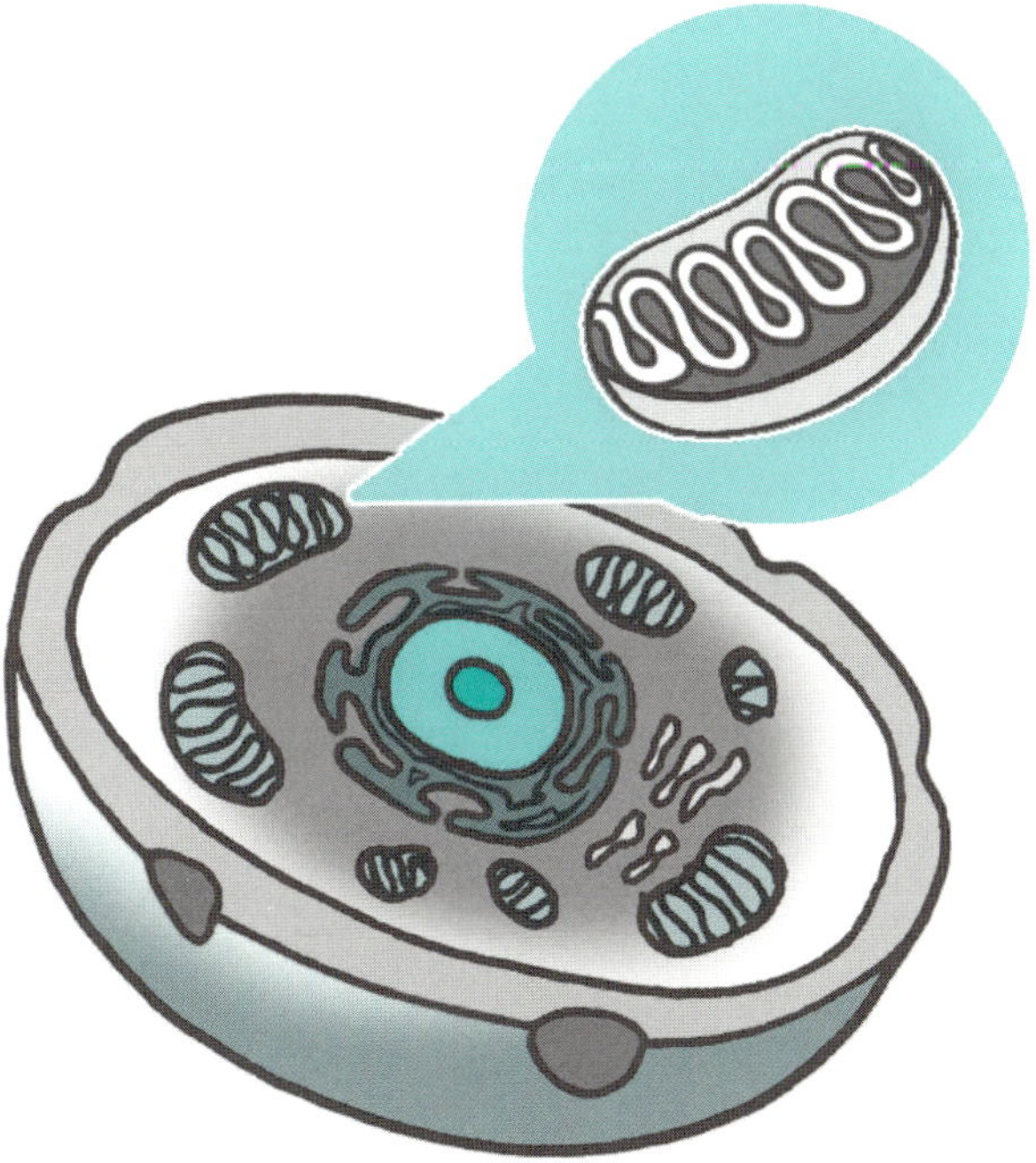

人間の体には約60兆個の細胞がある。ミトコンドリアはその細胞の一つひとつのなかにある代表的な小器官で、生命活動に必要なエネルギーを生産している。
糖や脂肪を材料に、酸素と合わせることでエネルギーをつくっている。
ミトコンドリアの働きが低下すると、エネルギーの生産量が落ちたり、活性酸素が大量につくられるようになり、病気や老化をもたらす

断食で腸内環境も変化する

腸内には500〜1000種類、数にして100兆個にものぼる腸内細菌が棲《す》んでおり、腸内細菌叢《そう》を形成しています。その様子がまるで花畑（フローラ）のようだということで「腸内フローラ」とも呼ばれます。

腸内細菌はよく善玉菌と悪玉菌とに分けられますが、私はそもそもこの分け方自体がおかしいと考えています。腸内細菌に、善玉も悪玉もないのです。

腸内細菌以外にも、人間の体には細菌や真菌（カビ）などの「人体常在菌」が棲みついています。これらの菌は、宿主《しゅくしゅ》（人間）が得た栄養素の一部を利用させてもらう一方で、自分たち以外の微生物の繁殖を防ぎ、結果的に私たちを感染症から守ってくれています。いわば「持ちつ持たれつ」の関係にあるのです。

ところがこの関係を崩してしまうのが抗生物質です。ケガや病気の際に細菌の繁殖を防ぐために処方される抗生物質は、同時に腸内細菌をはじめとする常在菌にまで悪影響を及ぼすからです。

実は、腸内細菌叢は食事によって大きく変わることがわかっています。そして「食を断つ」断食は、まさに腸内環境をリセットするきっかけとなるのです。

少々特殊ですが、こんな例もあります。

30年ほど前から1日の食事が青汁1杯という生活を続けている、森美智代さんという方がいます。青汁のほかにビール酵母やスピルリナ、ビタミンCの錠剤をとっているようですが、それ以外は何もとっていません。それでも普通に日常生活を送っている森さんの秘密を探ろうと腸内細菌を調べてみました。

すると、クロストリジウム属という種類の腸内細菌が一般的な人の約100倍も棲んでいることがわかったのです。クロストリジウム属は、腸内に生じたアンモニアからアミノ酸やたんぱく質をつくり出す、草食動物に多い腸内細菌です。森さんが青汁だけで元気でいられる理由は、このためだと考えられます。

断食すれば誰もがすぐにこのような変化が起こるわけではありません。しかし、断食の底知れぬポテンシャルを感じさせられます。

私たちは無数の微生物とともに生きている

人体のおもな常在菌

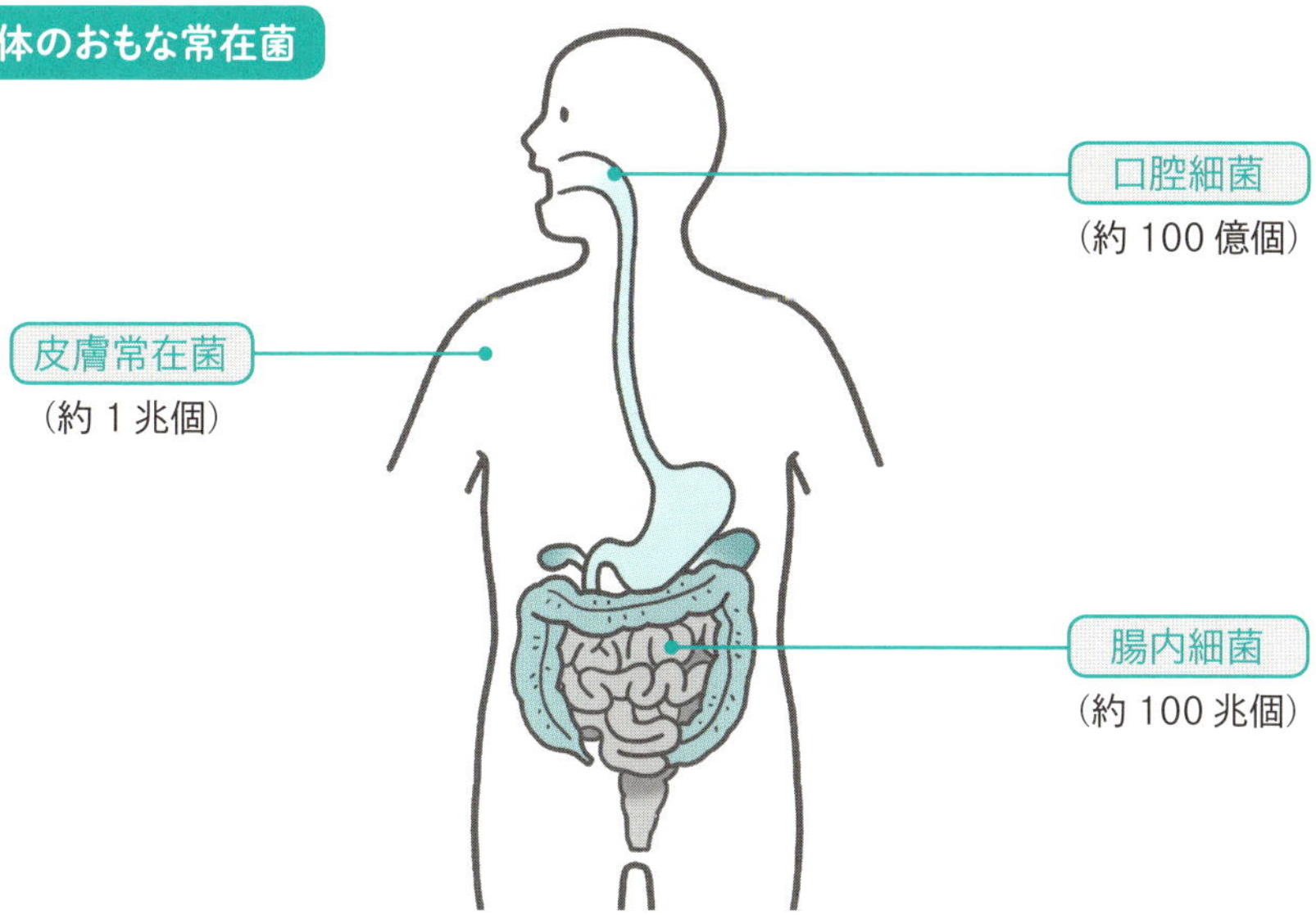

抗生物質が常在菌のバランスを乱す

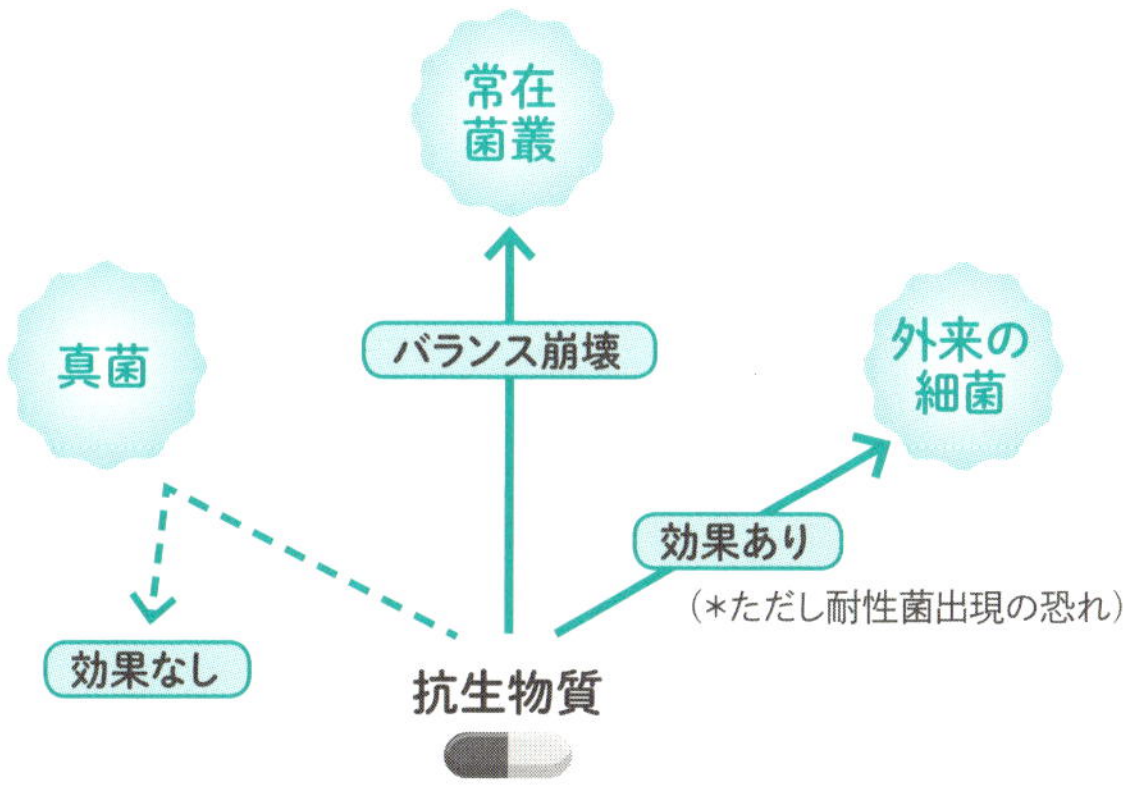

ケガや病気の際処方される抗生物質は、外来の細菌には効果があるが、真菌には効果がない上に、腸内細菌や皮膚の細菌には大きなダメージをもたらす。その結果、体内の常在菌のバランスを乱してしまう

腸の状態が脳にも影響する「脳腸相関」

断食が腸内環境を改善するのと関連して、もうひとつ見逃せないのが、脳への効果です。というのも、腸と脳は自律神経でつながっているからです。

自律神経は手や足を動かすのとは異なり、自分の意思では動かすことができませんが、血圧や体温、消化吸収、内分泌機能の調節などをおこなっています。交感神経と副交感神経の2種類があり、前者はおもに昼間の活動時に働き、後者はおもに夜の睡眠やリラックス時に働きます。1日のなかで両者のバランスは常に変化していますが、このバランスがとれていることが大切なのです。

ところが脳でストレスを感じると、交感神経の働きが強くなり、副交感神経が優位になるべきタイミングでもその働きが弱くなってしまいます。特に腸は副交感神経が優位なときに消化吸収が活発になるので、交感神経優位の状態が長く続くと腸の不調が起こってきます。たとえば腸のぜん動運動が早くなれば下痢に、遅くなれば便秘になり、それらがさらに進めば腸内環境が悪化してしまいます。

腸と脳の関係を説明する上でわかりやすいのが、最近よく知られるようになった「過敏性腸症候群（IBS）」です。ストレスにより腸の働きが低下することで下痢や便秘、腹痛などを繰り返す病気ですが、同時に頭痛、抑うつ、集中力の低下といった脳の症状があらわれることもあるからです。

このように腸と脳が互いの機能に影響を及ぼし合う関係は、「脳腸相関」と呼ばれています。

また、腸にはさまざまな神経や血管が集中しており、脳の指示がなくても消化吸収をおこなったり、有害なものを排泄する働きがあるため、腸は「第二の脳」と呼ばれることもあります。

脳がストレスを感じることなく過ごしているときは、腸での消化吸収もうまくいき、脳の働きもよくなります。いわば、ポジティブな脳腸相関です。

食をいったんリセットする断食は、腸と脳を同時によみがえらせる絶好のチャンスなのです。

腸と脳はつながっている

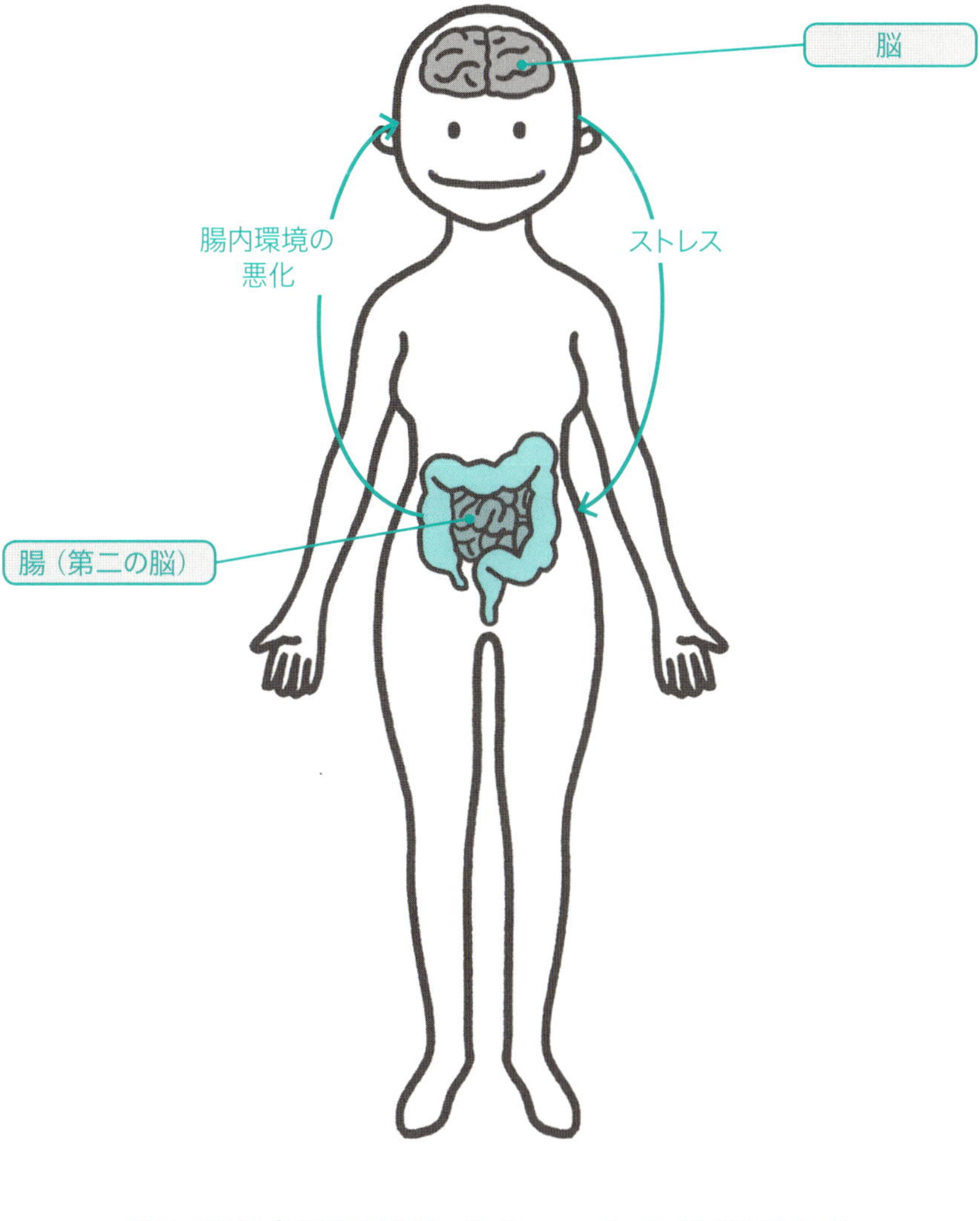

脳と腸は相関関係にあり、一方の状態がもう一方の状態に影響を及ぼす

「飢餓のストレス」が生命力を高める

「食事にありつけない」ということは、体にとって大きなストレスです。しかし人間には本来、このようなストレスに対応する能力が備わっているのです。

人類は誕生して以来、何度となく気候変動に見舞われ、飢餓《きが》との闘いを繰り返してきました。そんななかで生き残った種は、飢餓に対する強さを秘めています。

生命の危機を感じるほどのストレスを感じたとき、細胞内では身を守るためにストレスたんぱく質（ヒートショックプロテイン／ＨＳＰ）がつくられます。高熱の下で生じることが最初に確認されたのが、ＨＳＰと名付けられた由来です。先ほど、細胞内にはたんぱく質の品質管理システムが備わっていると説明しましたが、このときたんぱく質の仕分け役として働くのがＨＳＰです。異常なたんぱく質を見つけ、細胞に悪影響を与えないようにするのです。

ＨＳＰとほぼ同じ意味を持つものに「シャペロン」（分子シャペロン）というものもあります。シャペロン（chaperone）とはもともと、社交界などで若い女性の世話役となった婦人を指す言葉です。社交界にデビューしたばかりの女性の面倒をあれこれ見ながら、一人前の大人へといざなっていくかのように、細胞内でつくられた、できたてほやほやのたんぱく質をきちんと成熟させ、正しく働くように仕立て上げる……といったところでしょうか。

ストレスに直面すると、ダメージを受けたり変性したりして、正しく働けないたんぱく質が続出します。それらの世話役として大勢動員され、あたふたしたたんぱく質たちに付き添いながら、そのつど適切な対応をおこない、たんぱく質の品質管理システムをスムーズにコントロールするのが、ＨＳＰ、そしてシャペロンの重要な役目なのです。なお、ＨＳＰやシャペロンは、飢餓や高熱だけでなく、低酸素や虚血状態でもあらわれることがわかっています。修行僧や登山家、アスリートのなかには、一般の人には到底成し得ないような超人的な偉業を達成する人がいますが、それはこのような細胞のメカニズムであれば説明がつくのです。

ストレスたんぱく質の働き

食事で得られたたんぱく質は体内でアミノ酸に分解され、細胞内で再びたんぱく質として無数の種類が合成されている。皮膚や骨、筋肉、内臓など体を構成する材料となるだけでなく、ホルモンや酵素になったり、栄養素の運搬をおこなったりする。こうした体内のたんぱく質の品質管理をおこなっているたんぱく質が、ストレスたんぱく質である。ストレスたんぱく質は傷ついた細胞を修復する働きがある

● たんぱく質の機能の正常化

立体構造がおかしくなったたんぱく質をストレスたんぱく質がいったん囲い込み、ほかの正常なたんぱく質と絡み合って悪影響を及ぼさないようにする。 そして、囲い込んだなかで立体構造をきちんと組み直し、 そのたんぱく質が正しく働けるようにする

● 細胞内でたんぱく質を移動させる

細胞の小胞体で製造されたたんぱく質を、ミトコンドリアなど、細胞内のほかの小器官のなかに運び入れるためには、立体構造をいったんほどいてヒモ状にしないと通過できない場合がある。 このとき、 ストレスたんぱく質がヒモ状にして運び入れ、 内部で再び立体構造を整える

● 不要なたんぱく質を処理する

細胞内に異常なたんぱく質が増えると、 小胞体に悪影響を与え、 たんぱく質の製造にも支障をきたすようになる。 ストレスたんぱく質は処理すべきたんぱく質に目印をつけたり、 処理のしくみを発動させる

ストレスに強くなる

免疫力アップ

美肌効果（シミ・シワの予防）

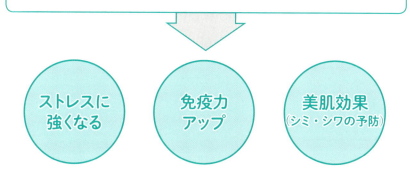

「断食とはメスを使わない手術である」

断食のさまざまな効果を紹介しましたが、断食は医療現場でも取り入れられ、確かな実績をあげています。

そのひとつがカネミ油症患者のＰＣＢ中毒の改善です。１９６８年に西日本一帯で起きた「カネミ油症事件」は、食用油に混入したＰＣＢと、そこから発生したダイオキシンによって、１万数千人に甚大な被害をもたらしました。皮膚の異常、肝機能障害、神経障害、頭痛などに加え、妊娠中に摂取した女性が色素が沈着した黒い肌の赤ちゃんを出産したケースもありました。

当初はなかなか効果的な治療法が見つからなかったのですが、あるとき断食が注目を集めます。断食をおこなった一部の人に、神経障害で95％、皮膚障害で83％もの改善があったからです。当時の新聞では「ＰＣＢ中毒　断食療法で体外へ　ほぼ９割に効果」と大きく取り上げられ、政府もＰＣＢ中毒の治療法として断食を正式採用するに至りました。

ちなみに１９７９年、台湾でも同様の事例「台湾油症事件」が起こっています。油脂メーカーが製造した植物油にＰＣＢが混入し、被害者は２０００人以上に及びました。この際台湾政府は、日本からの助言で患者の治療に断食を導入し、改善効果を報告しています。

実はそれ以前から、日本では断食の研究がおこなわれていました。明治時代にはじまり、大正から昭和初期にかけては、大阪大学、東京帝国大学（当時／以下同）、京都帝国大学の各医学部の研究者らが、断食を自ら体験した上で多くの患者の治療にも採用し、顕著な効果が見られたことを報告しています。昭和30年代（１９６０年代）になると、東北大学（産婦人科）や九州大学（心療内科）で断食療法がおこなわれるようになったほか、全国各地の大学の医療関係者が集まり、断食療法の研究に取り組むようになりました。

フランスの古いことわざに「断食はメスを使わない手術である」というものがあります。また、ドイツにも「断食で治らない病気は、ほかのどんな治療でも治らない」ということわざがあります。欧米でも、断食のさまざまな治療効果が確認されているのです。

断食の健康効果を示した近年のおもな研究

炎症を抑える
2015年、米イェール大学

少食や断食をおこなった際につくられるケトン体が、2型糖尿病やアテローム性動脈硬化、アルツハイマー病などのさまざまな炎症性疾患に関与するたんぱく質の一部「NLPR」を抑える

血中コレステロールを下げる
2014年、米インターマウンテン医療センター

定期的な断食により、糖尿病前症の人の血中コレステロール値が6週間後に12%減少、体重も1.3kg減少

免疫機能を守る
2014年、米南カリフォルニア大学

3日間の断食が、化学療法による免疫機能への悪影響と、加齢による免疫系の変化の両方から身を守ることを発見。追加試験により、インスリン様成長因子（IGF-1。がんの増殖に関与）の血中濃度を低下させることも発見

糖尿病や循環器疾患のリスクを下げる
2013年、英アストン大学

断食に関するこれまでの研究の再調査により、断続的な断食（1日おきか週に2日）が2型糖尿病の肥満・過体重患者の減量に役立つほか、循環器病疾患のリスクを下げうることを発見

てんかんの改善
2012年、米ジョンズ・ホプキンス大学

ケトン食療法が奏功しない発作を抱えていた子どものてんかん患者が、断食とケトン食療法を組み合わせることにより、発作が5〜9割減

脳腫瘍の放射線治療をサポートする
2012年、米南カリフォルニア大学

管理下の短期間の断食（1サイクル48時間以内）におこなわせたマウスでは、グリオーマ（進行性脳腫瘍）の治療における放射線療法や化学療法の効果が向上していたほか、生存率が2倍超に上昇

がんの増殖を遅らせる
2012年、米南カリフォルニア大学

断食と化学療法の組み合わせにより、マウスにおいて、乳がんや黒色腫、神経膠腫、ヒト神経芽細胞腫の成長を遅らせていた

減量効果
2009年、米イリノイ大学

1日おきに断食をおこなった肥満者では、10週間後に4.5〜13.6kgの減量に成功したほか、血圧や血中コレステロール値、心拍数も低下

アスリートはなぜ断食するのか

私はこれまで、野球、格闘技、ゴルフなど、さまざまなスポーツのアスリートにコンディニングのサポートをおこなってきました。それは、食や栄養に関するアドバイスが大きな柱となっていますが、なかでも重視しているのが断食です。断食を経験すると、疲れにくくなったり、体の動きがよくなります。そして何より「脳力」が飛躍的にアップするのです。

このように断食をコンディショニングに取り入れているアスリートがいるのは、日本だけに限りません。

あまり知られていないかもしれませんが、4回のオリンピックに出場し、9個の金メダルを獲得した陸上短距離界のスーパースター・カール・ルイス元選手は、動物性たんぱく質をとらない菜食主義者であったほか、断食を取り入れていました。

2010年に引退したアメリカ大リーグのトレバー・ホフマン元投手は、通算セーブ記録は世界2位（ナショナル・リーグでは1位）を保持しています。現役時代、彼が体のメンテナンスとしてシーズンオフにおこなっていたのも断食でした。ホフマン元投手は、断食用のドリンクを飲みながら、2週間もの長期にわたって断食をしていたそうです。

また、1986年に人類史上初の8000m峰全14座完全登頂（無酸素）を成し遂げた登山家ラインホルト・メスナーも、断食実践者のひとりです。

メスナーは毎朝、冷水シャワーを浴び、腹式呼吸をおこない、高度差1000mの距離を7km走るというトレーニングを続けていました。そして肉を食べず、週に1回は断食をおこなっていました。

体力勝負のアスリートは、一般の人以上に肉を食べ、高カロリーのものをとらないと体がもたないのではないかと思われるかもしれません。しかし、結果を出しているアスリートは、むしろ「食べない」ほうが体のコンディションがよくなることを知っています。

また、一流になるには、集中力、判断力といった頭のよさが欠かせません。それを理解しているからこそ、彼らは断食するのです。

スポーツにおける断食効果

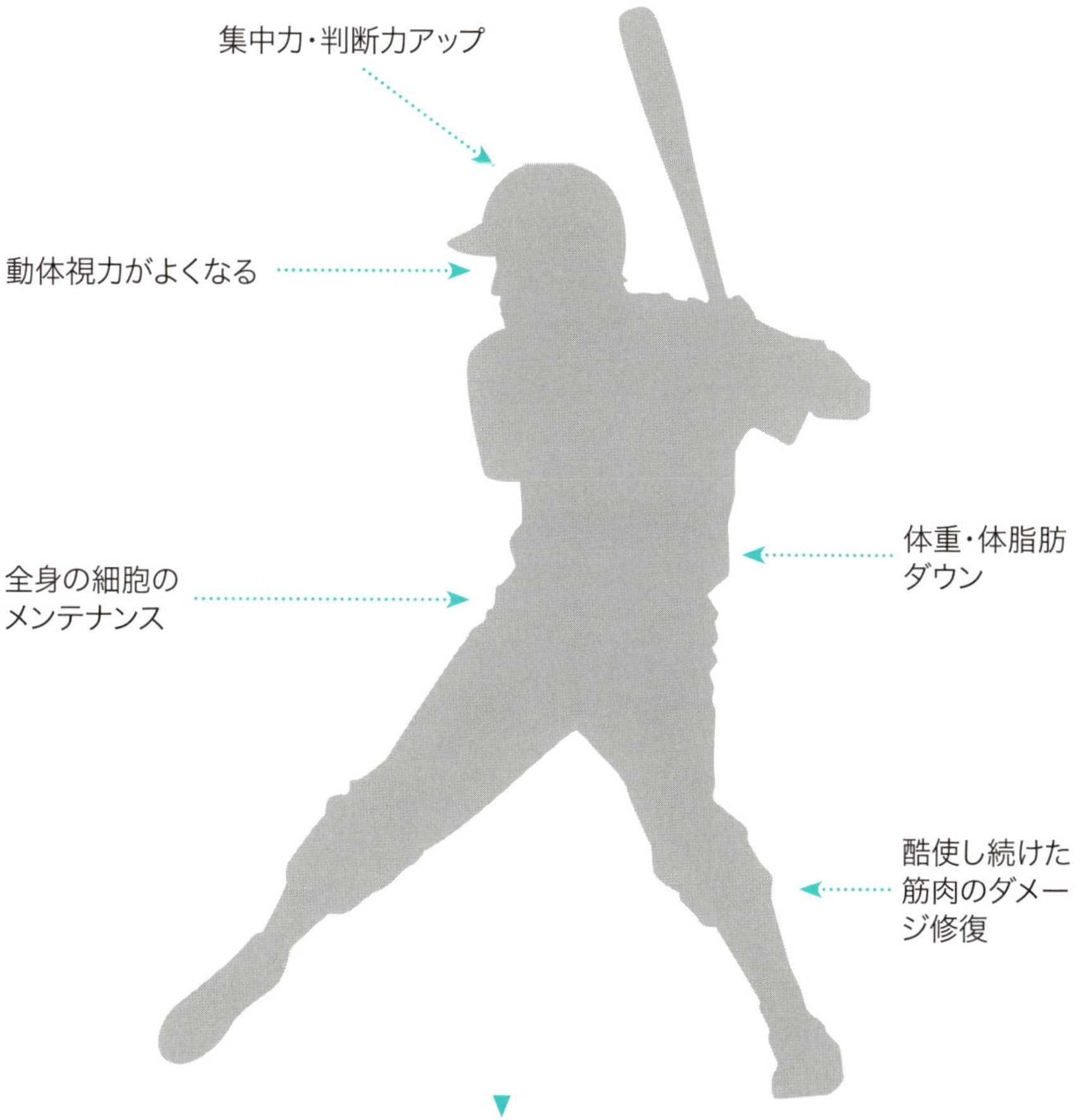

断食すると、「体力」だけでなく
「脳力」もアップする！

宗教、哲学でも取り入れられていた「断食力」

モーゼ、ダビデ、キリスト、マホメット、釈迦、空海、ソクラテス、プラトン、ピタゴラス、カント、ニュートン、エジソン、ルソー、バイロン、ゲーテ……これらの人物に共通するものは何かわかりますか？そう、断食です。断食は古来、宗教や哲学にも取り入れられていました。

たとえばキリスト教では、新約聖書にイエスが、旧約聖書にモーゼが、それぞれ40日間の断食をしたとあります。また、すべてのキリスト教徒ではありませんが、正教会では現在も年に4回、動物や魚、油、ワイン、蒸留酒をとらない摂生期間があります。

イスラム教に「ラマダン」という断食月があることはよく知られています。その期間は日の出から日没まで断食をおこないます。

仏教は断食するよう定めていませんが、釈迦が悟りを開くまでにした苦行に、やはり断食があります。そして仏教の流派のひとつである密教には、「千日回峰行」という修行があります。なかでも比叡山の回峰行は厳しく、約30kmの道のりを1年に100~200日ずつ歩き、7年の歳月を費やします。しかも、もし途中で挫折したら、自ら命を絶たなければならないという不文律があります。その行の最後にあるのが、最難関である「堂入り」です。9日間の断食、断水、不眠、不臥《ふが》で不動明王に祈るという大変厳しいものです。

また、「断食は哲学への門」ともいわれています。ソクラテスも弟子とともに定期的な断食をおこなっていたといいます。また、哲学者、数学者であるピタゴラスは、断食すると頭がよくなると考え、40日の断食をおこなっていたと伝わっています。

「断食を通じて体の毒素が取り除かれると、より高いレベルで物事を考えはじめ、心は高く舞い上がり、浄化され、生まれ変わった体と心に新しい世界が広がる」

このように考えて積極的に断食をおこなっていた彼らは、体のみならず精神のデトックスに断食が役立つことを知っていたのです。

世界の偉人たちも断食実践者

「エジプト人の健康と若さのもとは、月に3日間の断食をおこなうことにある。それゆえエジプト人は、世界のなかで一番健康である」

ヘロドトス
（古代ギリシアの歴史家）

「病気は祈りと断食で治しなさい」

イエス・キリスト

「人の病気は過食からくる。なるべく少なく食べよ。しからば汝の体も丈夫になり、精神も立派になって、病気の神も汝をどうすることもできなくなる」

ピタゴラス
（古代ギリシアの哲学者、数学者）

「満腹が原因の病気は空腹によって治る」

ヒポクラテス
（古代ギリシアの医師）

「すべての薬のなかで一番よいのは休息と断食だ」

ベンジャミン・フランクリン
（アメリカの政治家、外交官、著述家、物理学者、気象学者）

動物や昆虫も断食していた！

断食をするのは人間だけではありません。実は動物や昆虫も〝断食〟しています。

わかりやすい例が、動物の冬眠です。彼らにとってこの期間は一種の断食期間に相当します。冬眠中の熊を起こしてエサを与えると、その熊の寿命が縮まるという話もあります。

ケガをした動物たちも、いっさい食べ物をとらずに、じっとして、ケガの回復を待ちます。食べないことが生命力を高めるということを、本能的にわかっているからです。

また生物たちの多くが、成長の過程において断食と同じようなことをおこなっています。

オタマジャクシはカエルになる前の数日間は、エサをとるのを完全にやめてしまいます。その間、手足が伸びる一方でエラや尻尾が消失していき、オタマジャクシの体には大きな変化が急激に起こります。この期間に、オタマジャクシにエサを与え続けたところ、いつまでたってもカエルにならなかったという実験報告もあります。

また、絹糸をつくるカイコは、幼虫時代に何度も脱皮を繰り返します。脱皮前には活動を停止し、断食状態になります。そうして羽化をする前にさなぎになりますが、長いさなぎの時期は、まさしく断食期間に当たります。

生物たちのこのような変身前の断食は、生命力をアップさせるためにしくまれたプログラムのように思えてなりません。

大きく飛躍するためには、深くしゃがみ込んで力をたくわえなければなりません。いわば、この準備期間が断食なのです。

「普通の成長のためには食事をとりなさい。飛躍的な成長のためには食事を断ちなさい」という言葉もあります。

食を断ち、意図的に飢餓の状況をつくり出すことで、脳と体の潜在能力を開く――。

それが「断食力」なのです。

断食は生命力をアップさせる

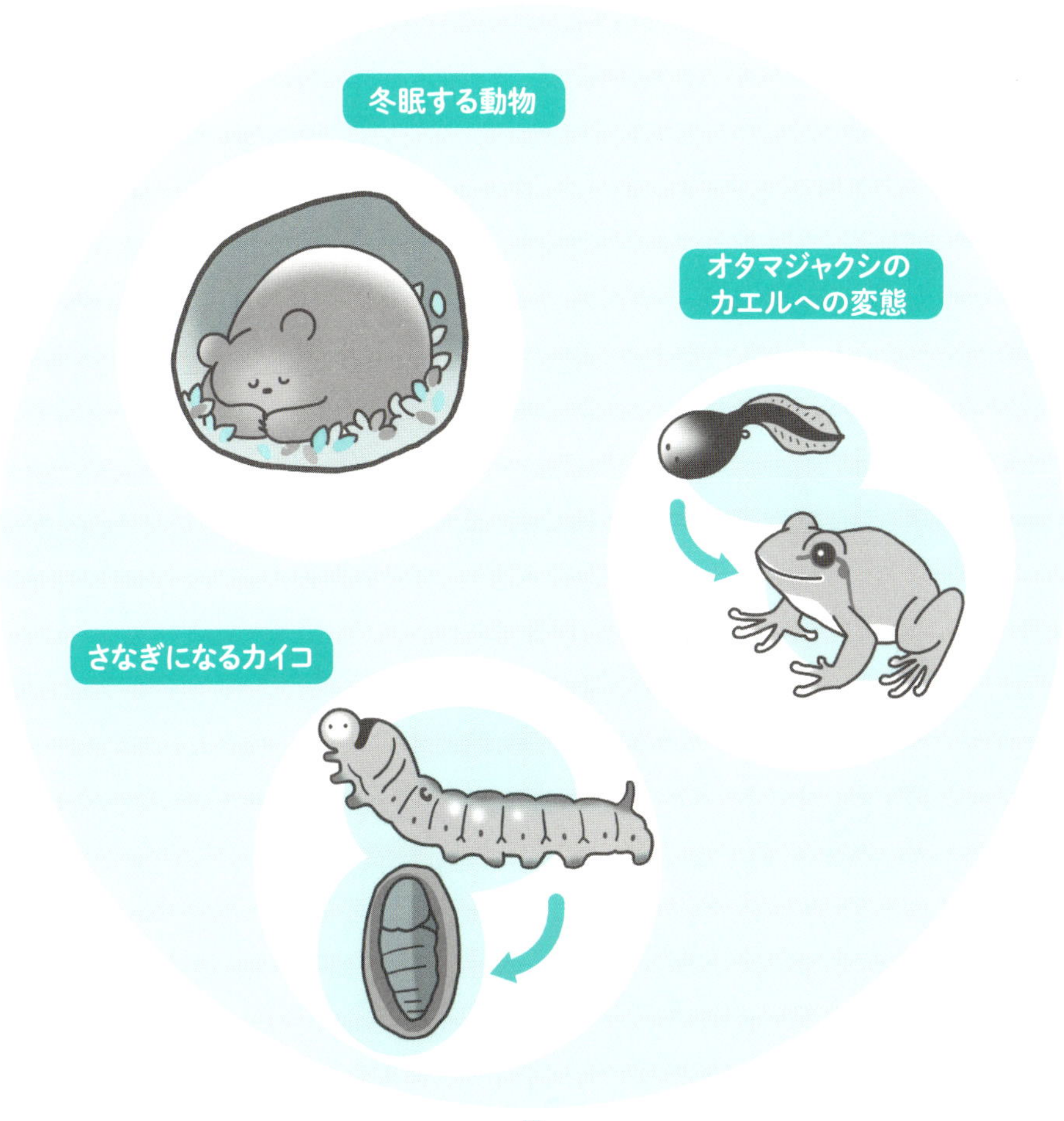

▼
▼
▼

自然界の生物たちも、食を断つことで
生命力を高めている

column

断食で時差ボケ解消！

海外旅行で悩まされることの多い時差ボケですが、ハーバード大学のクリフォード・サパー博士らの研究によると、長時間のフライト前に約16時間断食すると、時差ボケを避けられる可能性があるそうです。

これは体内時計と関係しています。私たちの脳内（視交叉《しこうさ》上核《じょうかく》という部位）にある体内時計は、外部の明るさに反応して睡眠や食事のリズムをつくり出しています。この体内時計が狂うことによって時差ボケが起こるのです。

しかし脳内には別の部位（背内側核《はいないそくかく》）に第二の体内時計があることを、博士らは発見しました。そして断食することによって、その第二の体内時計が動き出す可能性があるというのです。

実際、これと同様のことをおこなって、結果を出している人もいます。それが1960年代を代表するプロゴルファーのニック・プライスです。全盛期は試合のために世界中を飛び回っていた彼は、時差ボケ対策として、どんなに長いフライトでも一切食事をとらなかったそうです。

その効果でしょうか、1994年には世界ランキング1位になるなど、輝かしい成績を残しています。

第2章

断食成功のカギを握る「ケトン体」

話題の体内物質「ケトン体」とは

「脳力」をアップさせる断食のポイントとして、私が重視しているものがあります。それは「ケトン体」です。

ケトン体は、肝臓で脂肪酸を分解してつくられており、おもに脳でブドウ糖の代替エネルギーとして利用されます。

一般に、糖（ブドウ糖）は脳にとって唯一のエネルギー源だと思っている人が多いかもしれませんが、これは正しくありません。

私たちは普段、食事を通してエネルギー源を摂取していますが、断食中は食事由来のエネルギー源が入ってきません。そのため、体内の物質からエネルギーをつくり出すように体のしくみが切り替わります。

ケトン体は、アセトン、アセト酢酸、β《ベータ》-ヒドロキシ酪酸の総称です（β-ヒドロキシ酪酸は正確にはケトン体ではなく脂肪酸ですが、体内で互いに変換されるため、ケトン体の仲間とされています）。

では、体内でケトン体が発生しているのを知るにはどうすればいいでしょうか？

目安のひとつとなるのが「におい」です。

ケトン体が血液中に増えてくると、呼気を通じて口臭としてあらわれるほか、汗からも排出されるため体臭となってあらわれます。

ケトン体は酸性物質であるため、甘酸っぱいような独特の「ケトン臭」がしますが、必ず出るものではなく、またそれほど不快な臭いではないので、あまり心配しなくてもいいでしょう。

ケトン体が出ているかを、もっと正確に知る方法もあります。

ひとつは、血液または尿に出ているケトン体を、試験紙で判定する方法です。尿中試験紙を薬局で取り寄せ、自分でチェックするのもいいでしょう。

もうひとつは、ケトン体の測定器を使って正確な量を調べる方法です。最近では、血中のケトン体も測れる血糖自己測定器で、それほど高価でないものが入手可能になっているようです。

断食効果を高める「ケトン体」とは

ケトン体は3種類ある

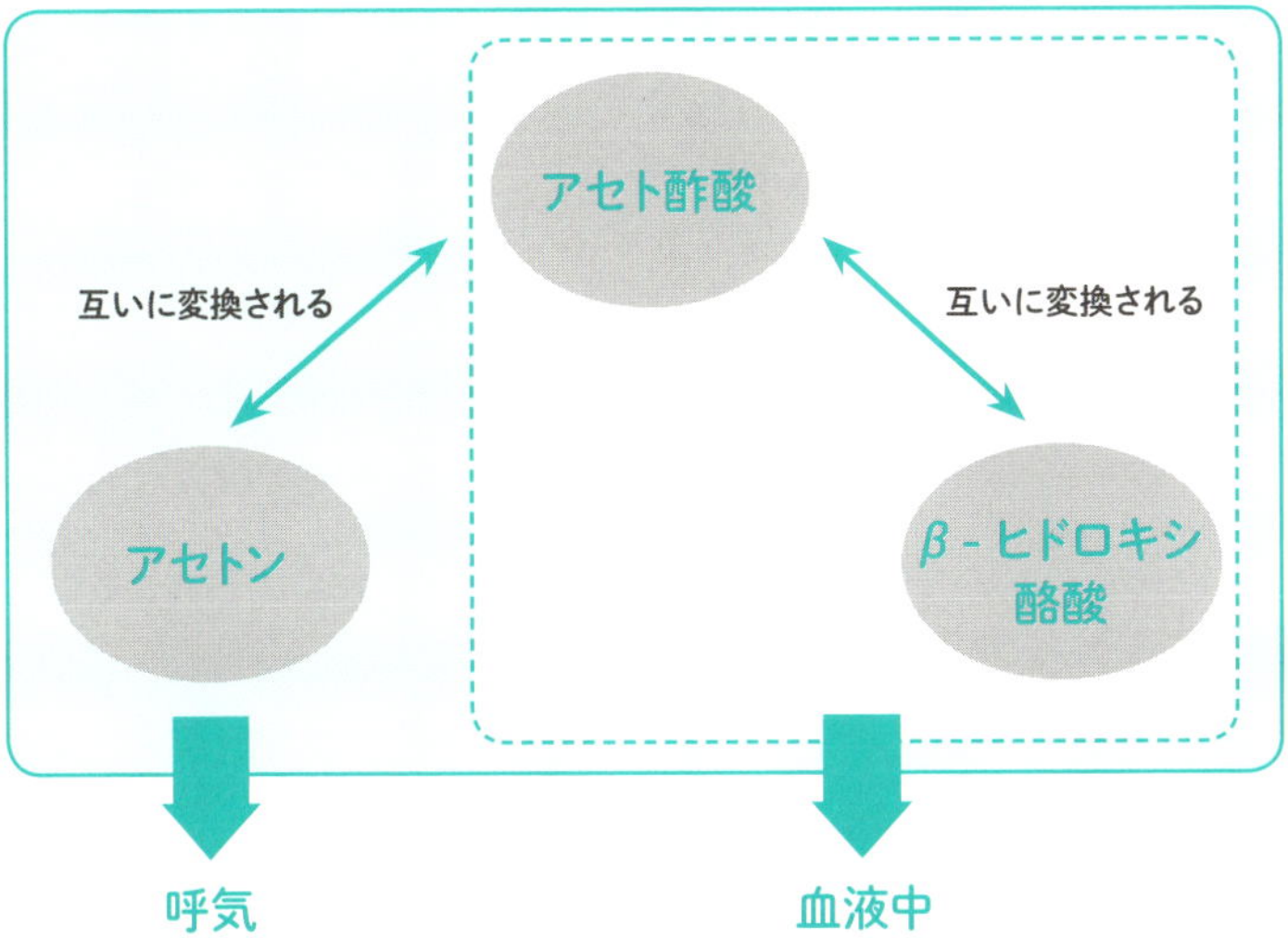

ケトン体の特徴

1. 水溶性のため、血液に溶け込んで全身にくまなく届きやすい
2. エネルギー源（ブドウ糖）が減少したとき、肝臓で合成されてほかの臓器に分配される
3. 脳、心臓、腎臓、筋肉などでエネルギー源となるが、肝臓では利用できない

「ケトン体」は体の予備燃料

ケトン体は脂肪酸からつくられると述べましたが、常につくられているわけではありません。エネルギー源を体内の物質に頼るようになって、はじめて発生します。

私たちの普段の主要なエネルギー源は、食事から摂取するブドウ糖です。ブドウ糖はグリコーゲンとして肝臓でも貯蔵されており、断食をはじめて24時間、最長で48時間は、まずはそのストックが優先的に利用されます。

また、肝臓にはアミノ酸（たんぱく質）も貯蔵されており、これもブドウ糖に変換されて使われます。ただ、こちらのストックはすぐになくなります。

ここから先は、体は〝自己犠牲〟によってエネルギーを確保しようとします。まず、筋肉を分解してアミノ酸につくり変え、肝臓でブドウ糖に変換して最低限の血糖値を維持しようとします。

その後すぐに、エネルギー源は脂肪へと切り替わります。体内に蓄積された脂肪を利用して、エネルギーに変換するのです。

脂肪はグリセロールと脂肪酸が組み合わさってできています。まず、グリセロールが肝臓でブドウ糖に変換されます。そして脂肪酸は、やはり肝臓でケトン体につくり変えられます。

このように、体内でケトン体がつくられるようになるまでには一定の時間がかかります。ケトン体は体の予備燃料といえるでしょう。

ケトン体の生産量がもっとも多くなるのは、断食をはじめて4日〜1週間後であるといわれています。微量であれば空腹時や睡眠時にもつくられているほか、短期間の断食時にも発生します。

ケトン体は脂肪酸と違って、脳にある血液脳関門という〝関所〟を通過できるため、脳のエネルギー源となります。また、心臓や骨格筋といった脳以外の場所でも、ケトン体がエネルギー源として使われます。

このように、私たちの体には、食を断っても生命を維持できるしくみが、何重にも用意されているのです。

ケトン体は脂肪酸からつくられる

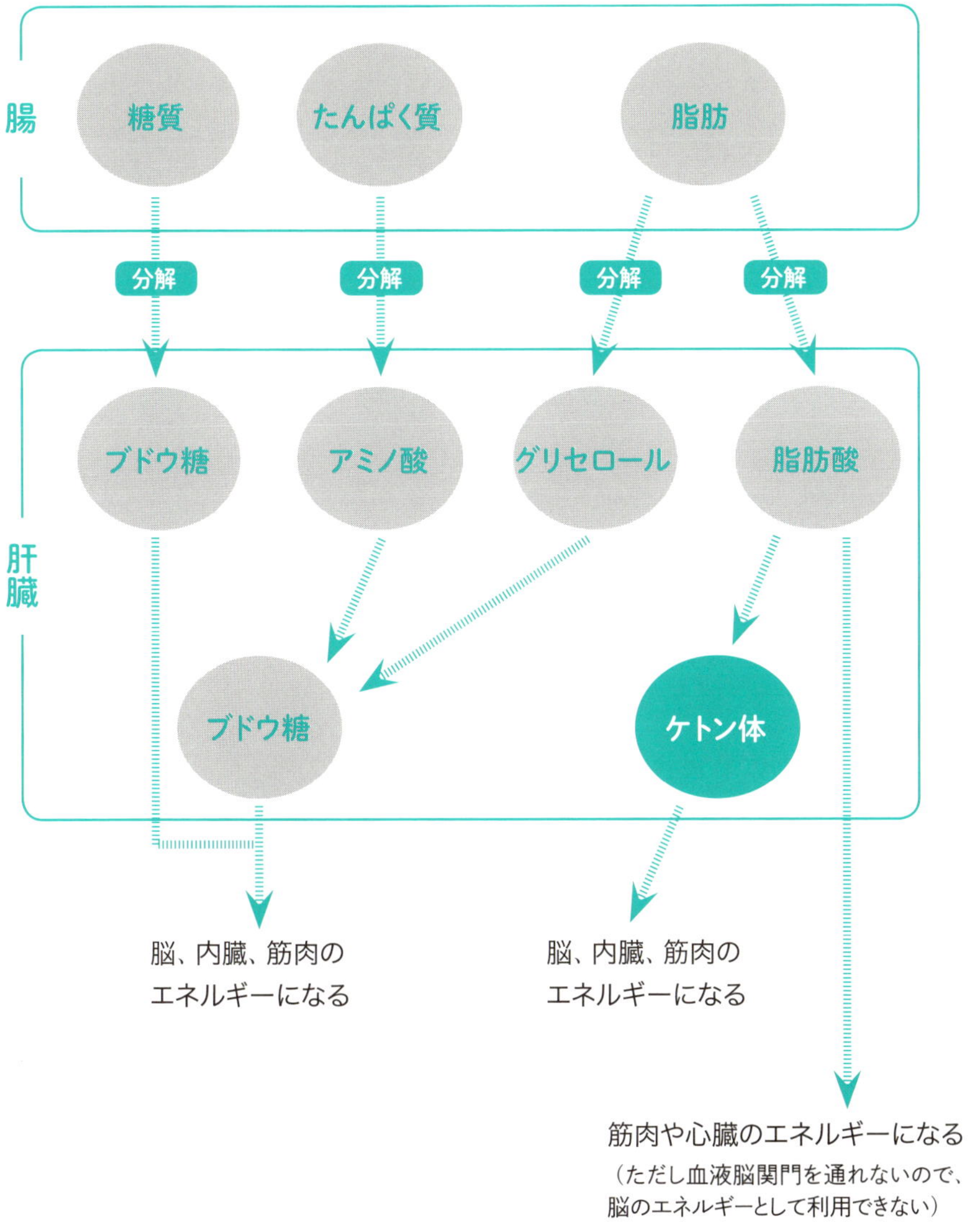

断食中にエネルギーがつくられるメカニズム

第1章で、私たちの細胞内にはミトコンドリアという、エネルギー生産工場役の小器官があると述べました。断食中のミトコンドリアはケトン体を利用して、エネルギー生産をおこなっています。少々専門的ですが、ここでそのしくみを説明しましょう。

脂肪酸は、β酸化という代謝経路でアセチルCoAからケトン体に変わります。それがオキサロ酢酸と結合してクエン酸に変わります。

クエン酸は、「TCAサイクル（クエン酸回路）」という、エネルギーをつくり出す代謝経路で使われます。その過程でATP（アデノシン三リン酸）というエネルギー物質が生み出されます。

この流れのなかで不可欠なのが、数々の栄養素です。たとえばL‐カルニチン。ケトン体のもととなるアシルCoAは、L‐カルニチンと結合することによって、ミトコンドリア内に入ることができるようになります。

またβ酸化の際には、マグネシウムのほかビタミンB_2、ナイアシン、パントテン酸、ビオチンが不可欠です。そのほかにTCAサイクルで、マグネシウム、鉄、ビタミンB_1、B_2、ナイアシン、パントテン酸、B_6、α《アルファ》‐リポ酸などの栄養素が必要になります。

つまり、単に断食するだけではなく、断食中にこうした栄養素を含んだ専用ドリンクを利用することによって、より効率よくエネルギーをつくり出せるようになるというわけです。

それが、私が独自に開発した「ミネラルファスティング」（第3章参照）という断食法です。

では、一般的な断食と何が違うのでしょうか。

食を断ち、体内のグリコーゲンやアミノ酸が減っていけば、やがて体はケトン体を合成するようになります。しかし、せっかくのケトン体を有効活用できなければ、断食力がフルに発揮されているとはいえません。

普通の断食にするか、自分を飛躍させる断食にするか——。その差は、いかに栄養素にサポートしてもらい、ケトン体を活かすかにかかっているのです。

断食中のエネルギー生産にもさまざまな栄養素が欠かせない

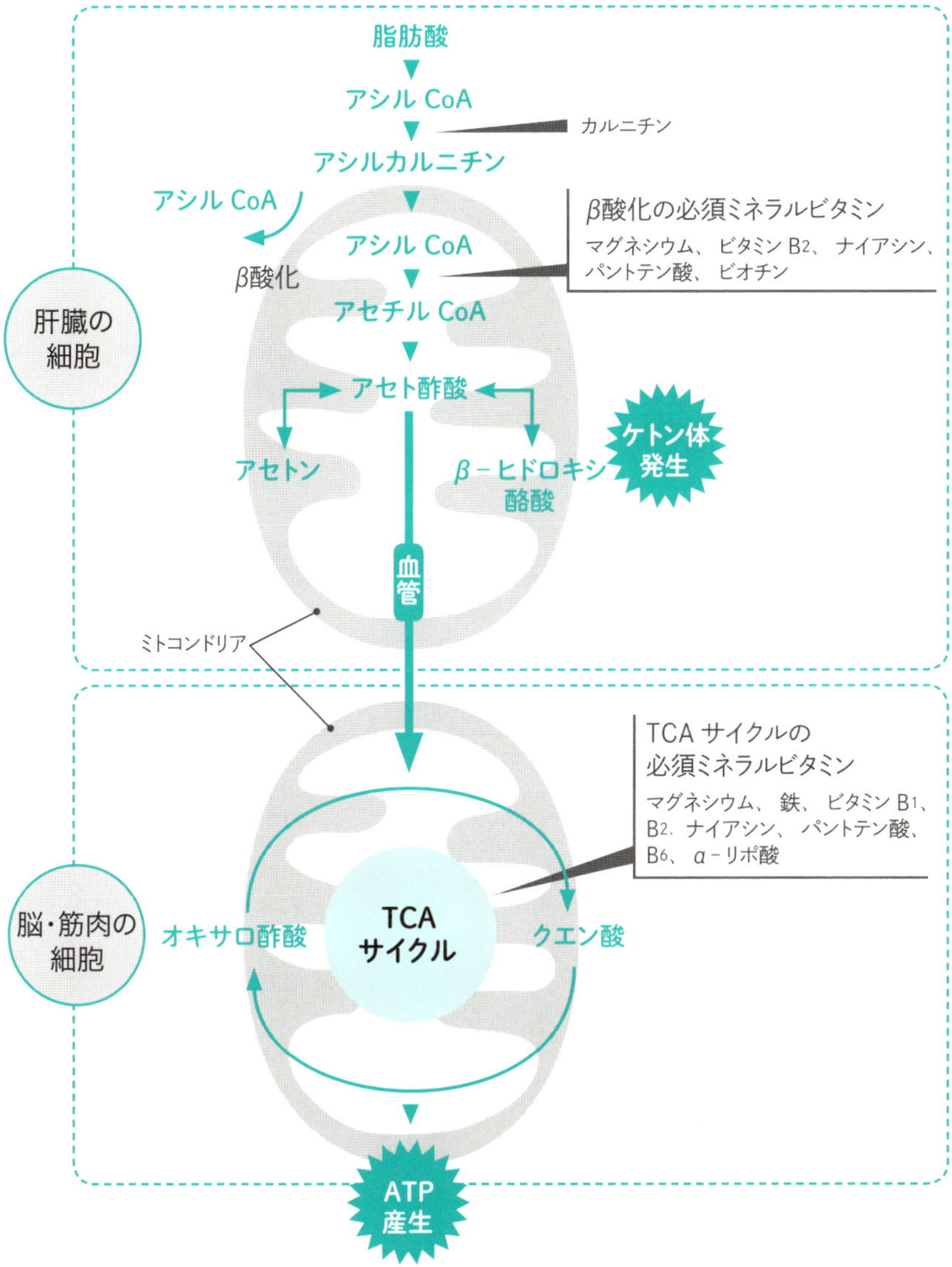

ケトン体をエネルギーとして有効活用するには、同時にミネラルやビタミンをとることが大切

「ケトン体」が脳を、体を活性化する！

ケトン体は体内でエネルギーとして使われるだけではありません。実は脳と体にも、さまざまな嬉しい効果をもたらしてくれるのです。

ひとつめは空腹をやわらげる効果。ケトン体が増えると、脳の視床下部にある満腹中枢が刺激され、空腹感がなくなります。断食を体験した人からは、「2日めくらいまでは空腹がつらかったが、3～4日めくらいになると空腹感がうそのように消えた」とよくいわれます。これは、体のエネルギー源が「ケトン体モード」に切り替わることによる変化だと思われます。

また、ケトン体により脳波が変わることもわかっています。脳波には、安静時やリラックスしたときに出るα波、覚醒時に出るβ波、睡眠時に出るδ《デルタ》波やθ《シータ》波があります。東北大学の研究により、断食中の血液中のケトン体の量と、脳のα波の割合は、正の相関関係を示すことがわかりました。札幌明和病院の研究チームは、断食によって興奮が治まるとして、心療内科の治療手段としても有効であるとしています。

ケトン体には、脳を鎮静化する効果があることも知られています。このため、脳の過剰興奮によって生じる、てんかんの発作や症状を抑える手法としても注目されています。

さらには、ケトン体は脳下垂体から出るβ-エンドルフィンという快感物質の量を増やすことがわかっています。そのためでしょうか、断食中に穏やかな幸福感を経験する人は多くいます。

β-エンドルフィンには、集中力や思考力、記憶力、創造力といった脳の機能をアップさせる働きもあります。断食を繰り返しおこなっていた歴史上の偉人たちは、このことを経験的に知っていたのかもしれません。

ケトン体は、体にも変化をもたらします。

アメリカのグラッドストーン研究所は、断食などを通じて血液中に発生する低濃度のケトン体が、酸化ストレスから細胞を保護することを発見しました。

断食で脳と体を変えるカギは、ケトン体が握っているのです。やはりフル活用しない手はありません。

断食で生じるケトン体の驚きの効果

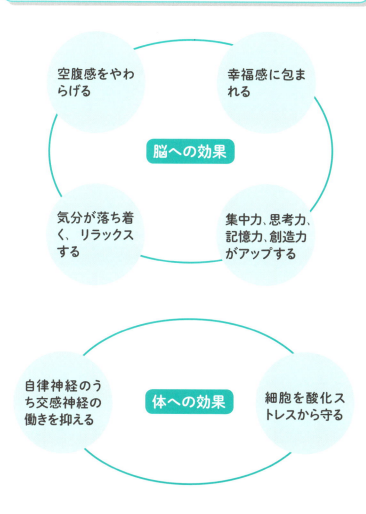

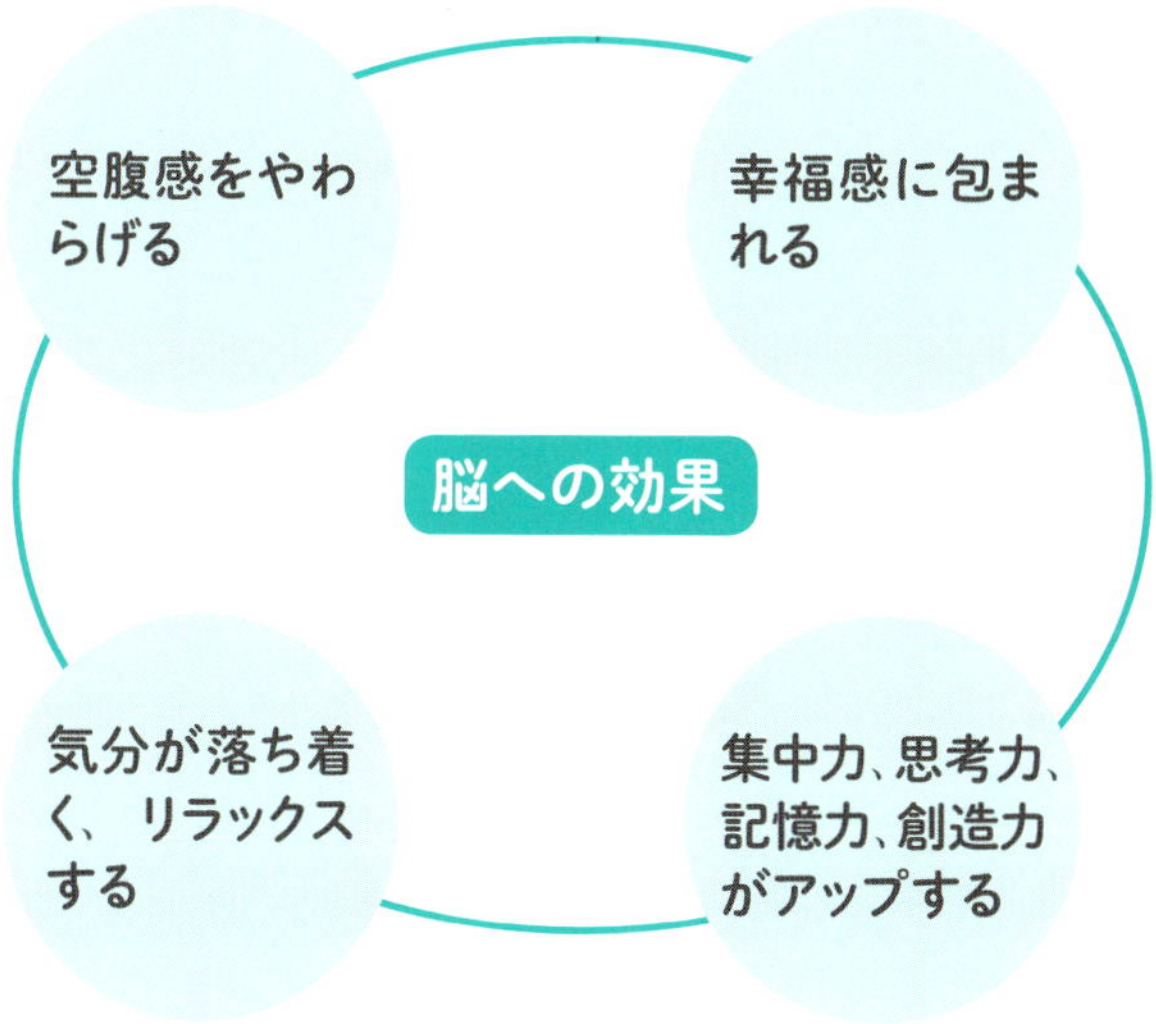

ケトン体は、断食開始後2日めあたりから増えはじめ、4日〜1週間後がピークになる

体験談
24歳・女性

ケトン体が出て脂肪が燃えているのを実感！

〈山田式〉ミネラルファスティングをはじめる前から、「体にどんな変化があるんだろう」とワクワクしていました。

最初のうちは空腹感を覚えましたが、3日めを過ぎる頃からだんだんと消えていきました。体重も着々と減っていき、ウエストも細くなり、「食べない時間」を楽しみながら終えることができました。

断食中は尿中のケトン体もチェックしていたのですが、3日めあたりから増えはじめました。あのとき脂肪が燃えていたのだと思います。

断食のいいところは、やせたり体調がよくなるだけでなく、時間が増えることもあると思います。断食中は水とドリンクしかとりませんから、料理をする必要がなく、洗い物もほとんど出ません。また、水やドリンクの摂取に費やす時間も短くてすみます。集中力もアップするので仕事の効率がよくなり、自分の時間が増えるという嬉しいおまけもついてきました。

結果は6日間の断食で、体重は2.7kg減、体脂肪は2.6％減。復食期以降も穀菜食（第3章参照）を実践することで、トータルで体重が5.4kg、体脂肪が4％も減りました。いろいろな洋服を自信を持って着られるようになり、毎日がとても楽しいです。

体験談
28歳・男性

実践してわかったミネラルファスティングの効果

これまで何度か自己流での断食をおこなってきましたが、空腹感との闘いであったり、思っていたほど体重が落ちなかったりと、失敗を繰り返してきました。

ところが〈山田式〉のミネラルファスティングは違いました。まったく空腹感に悩まされることもなく、確実に体脂肪が落とすことができたのです。

6日間の断食をおこない、体重は3.5kg、体脂肪は4.5％落ちました。一方で筋肉量は0.5kg減とそれほど落ちませんでした。

メンタル面にも大きな変化がありました。集中力が増し、短い睡眠時間でもちっとも眠くないのです。また、気分がすっきりしていて、頭の回転が速くなったのを実感しました。体脂肪が燃えた分、ケトン体が出て、脳が活性化したのだと思います。

そして何より、その後の食生活が一変しました。断食後は薄味でも食材そのものの味を感じ、おいしいと思えるようになりました。ジャンクフードやお酒も自然ととらないようになりました。

玄米をメインにした穀菜食を続けることで、断食の効果が今も持続しているように思います。

体験談

29歳・女性

断食で子宮頸がんが消えた！

私が断食したきっかけは、子宮頸がんと診断されたことでした。手術をすすめられましたが、なるべくならしたくないと思い、知人から紹介された山田先生のミネラルファスティングに取り組むことにしたのです。

まずは準備期に２週間をかけ、１日２食の穀菜食を実践しました。魚以外の動物性たんぱく質食品はＮＧ、魚は指定された種類のみで後半からは摂取なし、オメガ３（第３章参照）の摂取源以外の油も禁止、生野菜や果物の摂取、減塩、そして腹七分目を心掛けました。同時に早寝早起き、毎朝のウォーキングといった生活習慣の改善もおこないました。

そうして３日間の断食を経て、明らかな変化がありました。まず、肌のくすみがとれてなめらかになり、体もむくまなくなったのです。また、朝５時半起きで睡眠時間が短くなったにもかかわらず、集中力が高まり仕事が早くなりました。風邪もひかず、アレルギー性鼻炎もなくなりました。そして手術４日前に受けた細胞診では、なんと子宮頸がんが消えていたのです。この間はたったの３週間です。

断食を通して、私はお金には変えることのできない「健康」「内側からの美」「自信」を手に入れることができました。そのことを教えてくれた自分の体、そして命に感謝しています。

（個人の体験に基づくものです）

第3章

〈山田式〉ファスティングで脳がよみがえる！

「水だけ断食」がおすすめできない理由

断食というと、多くの人は栄養をまったくとらない、さらには水すらも飲まないといったようなイメージを持つようです。

確かに、そういう断食もあります。しかしそれは修行僧などがおこなう方法であって、それまでにさまざまな修行を重ねてきたからこそなせる業でしょう。

また、水だけを飲むという断食法もあります。たとえば、俳優の榎木孝明さんが30日の「水だけ断食」をおこない、話題になりました。

しかし、修行僧の場合と同様、一般の人がいきなりこのような断食をおこなうのは危険を伴うため、おすすめしません。

榎木さんの場合、専門家の指導のもとで、毎日健康チェックをおこないながら取り組んでいたといいます。榎木さんの断食は、かなり特殊な例だといえるでしょう。普段の生活を送りながらはとてもおこなえません。

それに、健康状態をチェックしながらなら大丈夫かというと、そういうわけでもないのです。

「水だけ断食」の場合、体脂肪からケトン体を得るという流れが、あまりに急激におこります。すると、それまで脂肪組織に蓄積していた有害物質が、血液中に一気に放出されます。

体にはこうした有害物質を解毒する機能が備わっているのですが、量が多ければ解毒が追いつきません。その結果、有害物質が血流にのって体内を巡ってしまい、かえって体調が悪化してしまうのです。

また、ミネラルやビタミンがないと、せっかく生じたケトン体を有効に活用することができません。すると、血液中にあふれたケトン体が体にとってマイナスの影響をもたらす恐れもあります。

そこで私が考案したのが、断食専用のドリンクを使い、ミネラルを中心とした栄養素と水分をしっかりとりながらおこなう断食法「ミネラルファスティング」なのです（「ファスティング」は断食の意味）。この方法なら、「水だけ断食」のようなリスクとは無縁で、誰でも気軽に断食の効果を得ることができるというわけです。

〈山田式〉ミネラルファスティングの特徴

特徴 1

体内のミネラルバランスを維持する

ミネラルをはじめとする微量栄養素を豊富に含んだ特製ドリンクをとるため、断食中でもミネラル不足になることがない。また、現代人はカルシウムとマグネシウムがアンバランスになっていることが多いが、このような体内のミネラルバランスの改善にも役立つ

特徴 2

体内の脂肪酸のバランスを維持する

断食中は、体に蓄積した脂肪を燃焼させてエネルギーに変えている。脂肪酸にはいくつか種類があり、そのバランスが肝心だが、これまでたまった脂肪酸を消費することでいったんリセットされる。断食後、脂肪酸のとり方を変えれば、脂肪酸のバランスも改善する

特徴 3

体のサビ止め（抗酸化栄養素）を十分にとる

体内で発生する活性酸素は、老化や病気の原因となる。活性酸素に対抗する抗酸化栄養素には、ビタミンA、C、Eのほか、亜鉛やセレンなどのミネラル、ファイトケミカルなどがある。こうした抗酸化栄養素をとりながら断食すれば、断食後はより健康になれる

特徴 4

食物酵素を十分にとる

食物に含まれている食物酵素をとることは、消化酵素の節約に役立つ。ただし食物酵素は加熱調理により壊れてしまうため、その摂取は意外と難しい。断食こそ「酵素食」を実践するチャンスといえる。より効果を高めるためには、発酵させた食物酵素をとるとよい

特徴 5

腸と肝臓の健康状態を高める

断食中は、次から次へと食べ物がやってこないため、腸を休める絶好の機会となる。同時に肝臓も、新しい有害物質が入ってこないため、たまったものを解毒する時間にあてることができる。断食後は腸も肝臓も機能を回復し、消化力・解毒力が高まる

栄養素を味方につけるミネラルファスティング

ミネラルファスティングの大きな目的は、体にたまった有害物質を解毒すると同時に、ケトン体を有効活用することも含まれます。それをサポートしてくれる3つの重要な栄養素があります。

ひとつめは「マグネシウム」。前述のように、「β酸化」や「TCAサイクル」のそれぞれにおいて、エネルギー生産に欠かせないミネラルです。そのほかに内臓の修復やカルシウムの体内バランスの調整、解毒を促進する働きなど、325種類にも及ぶ体内酵素の働き（細胞内の生命活動）に深くかかわっています。

2つめが「MSM」です。メチルスルフォニルメタン（Methyl Sulfonyl Methane）の頭文字で、硫黄を中心とした物質です。解毒効果のある含硫アミノ酸（メチオニン、システインなど）の合成にかかわっており、デトックスを強力にサポートしてくれる、心強い味方です。また、MSMには痛みをやわらげる効果や組織の修復を促す効果が期待できるため、ミネラルファスティングにおける「治す力」を強力にバックアップしてくれます。さらには血糖値を安定させ、空腹感をやわらげる効果もあります。

ミネラルファスティングの「ミネラル」は、おもにこのマグネシウムとMSMという2つのミネラルのことをあらわしています。

3つめの栄養素は、「L‐カルニチン」です。L‐カルニチンはミネラルではありませんが、断食中の脂質代謝（エネルギー代謝）を強力にバックアップしてくれます。脂肪酸がケトン体となってさまざまな健康効果を発揮する上でも、L‐カルニチンの存在が欠かせません。長期間（6日以上）のミネラルファスティングが可能なのは、マグネシウムとMSM、そしてL‐カルニチンのおかげといえるでしょう。

ミネラルファスティングを実践した方からは、「空腹を感じずに続けられた」「ほかのダイエット法よりも体脂肪の減りが早くて驚いた」という声をよく聞きます。それは、これらの栄養素を摂取するミネラルファスティングだからこそ可能になるのです。

ミネラルファスティングをサポートする3つの栄養素

▶マグネシウム

300種以上の酵素の働きに不可欠であり、体内で多くの代謝にかかわっている。エネルギー生産やデトックス、細胞の修復など、ミネラルファスティングの柱となる栄養素。気持ちを落ち着かせたり筋肉を弛緩させたりする効果もあり、ミネラルファスティング中の心身のリラックスに力を発揮する

▶MSM（メチルスルフォニルメタン）

解毒たんぱく質を構成する含硫アミノ酸（メチオニン、システインなど）の材料となるため、解毒を促進する。痛みの緩和や組織の修復にも役立つ。硫黄はインスリンの構成成分でもあるため、インスリンが血糖値を安定させることによって空腹を感じにくくなる。コラーゲンの合成も促進するため、女性には嬉しい美肌効果も

▶L－カルニチン

重金属などの毒素は脂肪にたまりやすい傾向があり、脂肪燃焼を促進するL－カルニチンは、体脂肪を減らすと同時に体外に有害物質を排出する効果をあわせ持っている。脂肪酸からケトン体をつくり出したり、ケトン体を有効活用したりするためにも大きなカギを握っている

断食力の土台をつくる「穀菜食」

私が提唱するミネラルファスティングは、単に断食を実践することだけに注目したものではありません。断食前後や日頃の食事、生活習慣までを含めた包括的な健康プログラムとなっています。

その大きな柱のひとつとなるのが、「穀菜食」です。「穀物」や「野菜」など、食物性食品を中心とした食事をとるのです。

植物性食品は動物性食品に比べて汚染度が低いため、食事を通して体内に有害物質が取り込まれるのを最小限に減らせるメリットがあります。現代社会では、「いいものをとる」以前に、「体に悪いものを入れない」ことが大切なのです。

穀物で大きなポイントとなるのは、白米ではなく玄米を常に主食とすること。精製されていない玄米は、ミネラル、ビタミン、食物繊維を豊富に含む、まさに貴重な栄養素の塊です。

玄米と大豆などの豆類、旬の野菜を柱にしつつ、海藻類、いも類、きのこ類、種実類、小魚類、果物をとるようにします。これが穀菜食です。

ミネラルファスティングをおこなう前から穀菜食を実践していけば、細胞が正しく働くための環境整備に役立ち、「断食力」もさらに高まります。

そうしてミネラルファスティングでこれまでの細胞の環境を一掃したあとも、引き続き質の高い穀菜食を実践していけば、全身の細胞がさらにパワーアップします。

一方で、絶対に避けてほしいものがあります。添加物を含む加工食品のほか、牛乳やヨーグルトなどの乳製品、肉類（特にハムやソーセージなどの加工肉）、そしてマーガリンなどの加工油脂です。その理由については第4章で解説します。

穀菜食の実践は、「断食力」の土台となるものです。穀菜食なくしては、断食の真の効果が得られません。

ミネラルファスティングの前後も、健康プログラムの一環として、ぜひ「穀菜食」を毎日の食卓に取り入れていってください。

穀菜食の7つのメリット

メリット1　エネルギーが増加する

穀菜食で推奨する玄米は精製度合いが低く、GI値も低い。低GI食は血糖値をゆるやかに上げるため、エネルギーが安定的に供給される。また、ミネラルやビタミンはエネルギーの生産効率を高める

メリット2　思考がはっきりする

私たちの思考は、脳内で神経伝達物質を使って情報をやりとりすることで成り立っている。この神経伝達物質の材料は、アミノ酸やミネラル、ビタミンである。穀菜食にはこれらの栄養素がぎっしり詰まっている

メリット3　消化と排泄能力を向上させる

穀菜食を構成する野菜や果物、みそや納豆、漬け物などの植物性発酵食品には、消化の助けとなる食物酵素が豊富。また食物繊維は腸内環境をよくするだけでなく、心と体の健康状態を幅広く高めてくれる

メリット4　必要睡眠量が減少する

穀菜食を続けていると、血糖値が安定してくる。血糖値が安定すると睡眠の質がよくなるため、脳内での情報整理や成長ホルモンの分泌、組織の修復などがスムーズになり、短い時間でも充実した睡眠がとれるようになる

メリット5　うつが消える

うつは神経伝達物質のひとつである「セロトニン」の不足や機能不全で起こることがわかっている。穀菜食は、こうした神経伝達物質や細胞の受け取り装置の材料も得られるため、うつの改善にも役立つ

メリット6　味覚が変わる

欧米型の食事は、脂っこかったり味付けが濃い一方でビタミンやミネラルが不足しているため、味覚を司る神経細胞の働きが低下し味がわからなくなってしまう。素材本来の風味や食感が活かされている穀菜食なら、味付けを濃くしなくても満足感が得られるようになっていく

メリット7　健康を総合的に改善する

1〜6の効果に加え、細胞が必要としているありとあらゆる栄養素を適切な量とバランスでとれる穀菜食は、老化や病気を遠ざける。また、穀菜食は植物性食品が中心であるため、有害物質の取り込みを最小限に抑えることができる

「穀菜食」を食べよう!

玄米

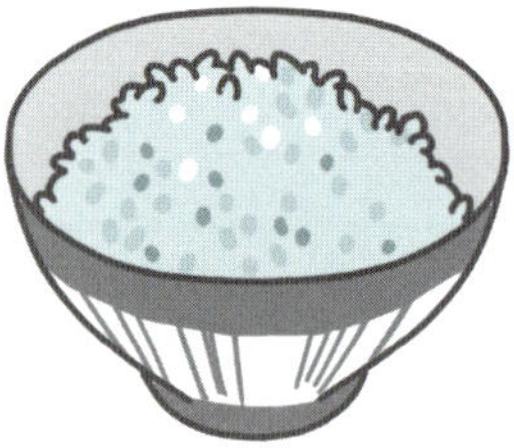

食物繊維のほかに、ビタミンやミネラルが豊富

みそ汁

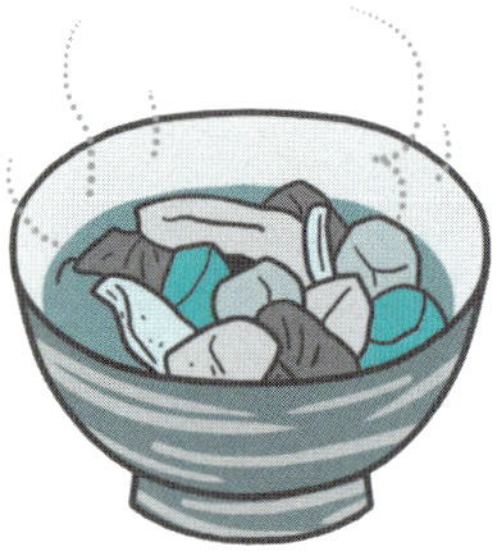

みそは豆類の発酵食品。野菜、きのこ類、海藻類など具だくさんにするとよい

野菜

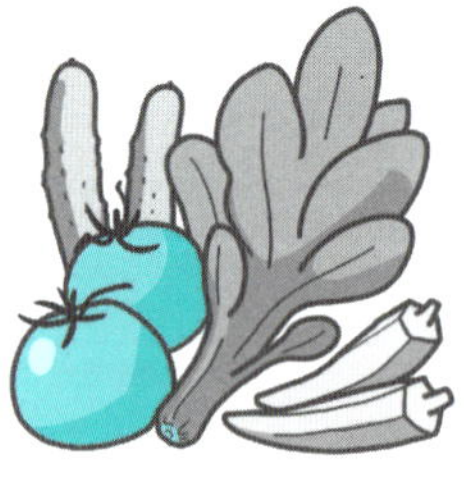

緑黄色野菜、淡色野菜の両方を、旬のもののなかから選ぶ

豆類

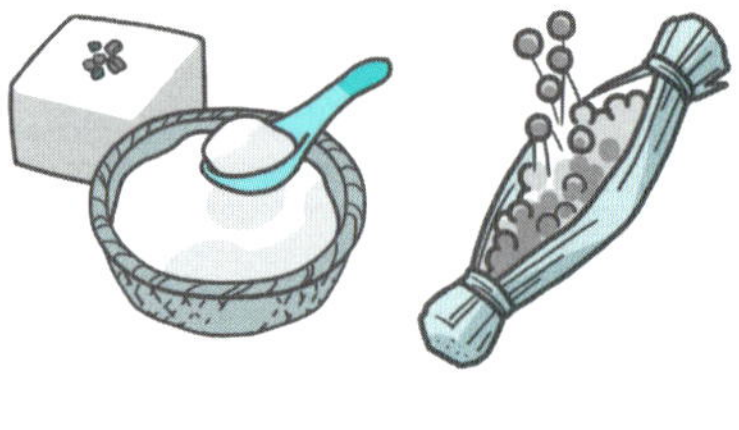

納豆、豆腐、みそなどのほか、乾燥豆もおすすめ

いも類

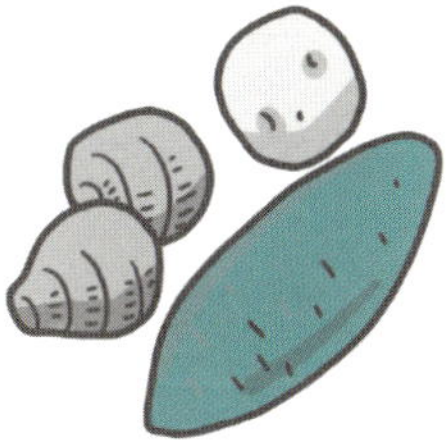

里いも、さつまいもなど。カリウムや食物繊維が豊富

きのこ類

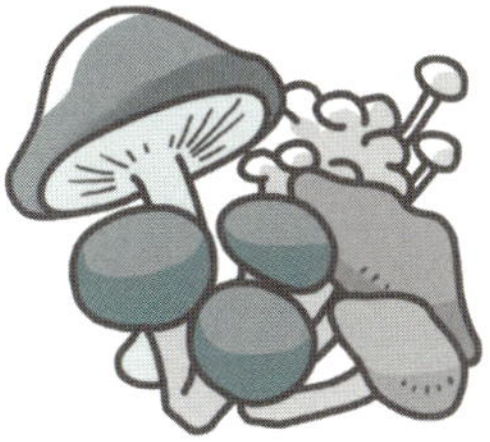

しいたけ、しめじなど。食物繊維が腸内環境を整える

種実類

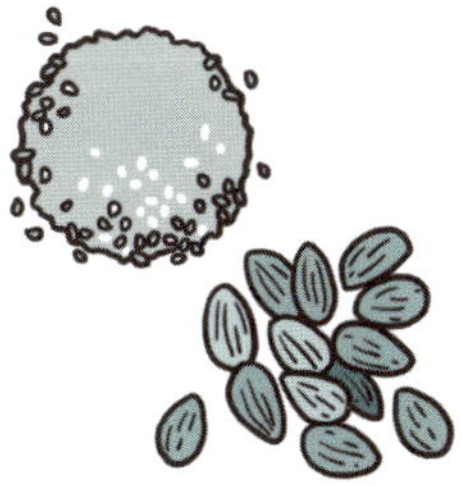

ごまやアーモンドなどのナッツは、マグネシウムや亜鉛が含まれる

果物

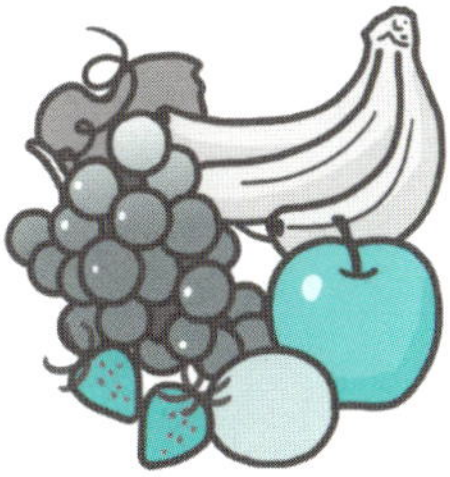

ビタミンCやファイトケミカルを豊富に含む。旬のものをとるようにする

小魚類

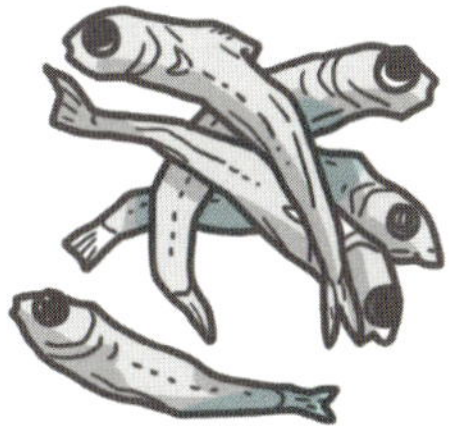

いわしなどの青背魚にはDHA・EPAが多い

海藻類

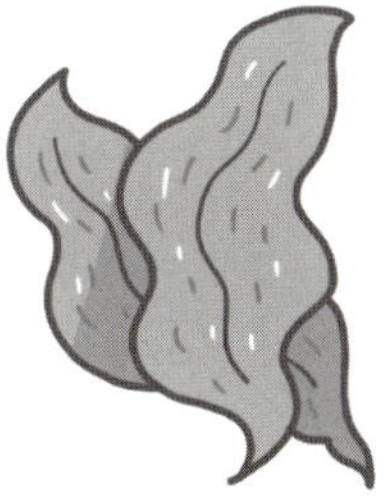

わかめ、昆布、ひじきなど。マグネシウムのミネラルバランスが優秀

断食は「断食前」からはじまっている

では、いよいよミネラルファスティングの具体的な方法について説明していきましょう。

まず、知っておいていただきたいのは、ミネラルファスティングは「準備期」「断食期」「復食期」と3つのステップを踏む必要があるということです。

普段の生活を送りながらのファスティングなら、準備期に3～5日、断食期に3～6日、復食期に3～5日、それぞれ当てるといいでしょう。

ミネラルファスティングはあくまでも、断食期の前後の期間も含めたトータルパッケージのプログラムです。特に、断食期を長くとればとるほど、前後の期間が非常に重要になります。

準備期をとる理由は、断食期に向けて体内環境を整えるためです。そのため、この期間はいつも以上に、揚げ物や肉といった高脂肪、高たんぱくの食事を避けます。

たまに、これから断食するからといって、「食べおさめ」とばかりに暴飲暴食する人がいるのですが、これは逆効果です。

準備運動なしで運動するとケガをするように、準備期に体を整えないままファスティングに臨むと、消化機能に負担がかかるほか、せっかくのファスティングの効果が得られません。

代わりに実践してほしいのが、58ページでも紹介した「穀菜食」です。玄米、みそ汁のほか、野菜や豆類、果物などをとるようにします。具体的なメニューは次ページを参考にしてください。

特徴的なのは、断食期の前日です。雑炊やお粥など、玄米ご飯に比べて消化しやすい主食をとるようになっています。

なお、断食期の前日の夕食は夜8時までに終えるようにしてください。

良質な亜麻仁油をとることも大切なポイントのひとつです（108～109ページ参照）。毎日大さじ1～2杯とるようにしてください。良質の水も数回に分けて、一日2ℓ程度とるようにします。

準備期のメニュー例

1日3食の場合を例にしていますが、できれば朝・昼・晩のうちどれか1食を抜いて、1日2食にしてみてください（第4章参照）

	朝	昼	晩
4日前	●玄米ご飯 ●玉ねぎとじゃがいものみそ汁 ●きのこの落花生和え※	●切り干し大根と切昆布のお蕎麦※ ●小松菜とくるみのナムル※	●ねぎじゃこ玄米チャーハン ●モロヘイヤとトマトの酸辣湯風スープ※ ●ブロッコリーのかつおごま和え※
3日前	●玄米おにぎり（ごま塩） ●大豆とトマトのバジルマリネ※	●玄米ご飯 ●豆腐とわかめのみそ汁 ●ぬか漬けのくるみ和え※	●玄米ご飯 ●根菜たっぷりのけんちん汁 ●いわしの梅煮
2日前	●玄米おにぎり（梅） ●水菜ともずくの酢の物※	●玄米ご飯 ●きのこづくしのみそ汁 ●大葉としらすの冷奴	●納豆おろし蕎麦 ●ほうれん草としめじのとろろゆずこしょう和え※
1日前（前日）	●さつまいもの玄米雑炊 ●ぬか漬け	●スプラウト蕎麦※	●お粥（五分づき玄米） ●梅干し

※印のメニューは 74 ～ 77 ページで作り方を紹介しています

水とファスティング用ドリンクをとる

ファスティング初日の朝は、まず良質な水を200〜400㎖(コップ1〜2杯)とることからはじまります。これは毎日の生活でも習慣づけてみてください。

断食中は、ファスティング用ドリンクを一日4、5回に分けて飲むようにします。飲むタイミングは朝・昼・晩・就寝前。空腹を感じるようなら、夕方にもとるといいでしょう。

今はいろいろな種類のファスティング用ドリンクが出回っています。私はファスティングは単に消化器官を休ませるだけでなく、体のメンテナンス期間と位置付けています。そのような視点で考えると、栄養素が豊富で発酵エキスが含まれているものがおすすめです。

野菜ジュースやスムージーを使っておこなう断食法もありますが、残念ながらあまりおすすめできません。その理由のひとつは、使う野菜の問題です。新鮮な野菜や果物をジュースにしても、農薬や化学肥料が使われていれば、デトックスのために断食する意味がなくなってしまいます。また、現代では土壌そのもののミネラルが少なくなっています。そのため、無農薬・無化学肥料でつくられた野菜であっても、その栄養素は決して多いとは限りません。

断食効果を実感したいのなら、左記のポイントをすべて網羅した、信頼できるファスティング用ドリンクを選ぶようにしましょう。

ドリンク以外に、ファスティング中は水分もしっかりとるようにします。水や白湯のほか、カフェインの入っていない飲み物を一日2ℓ程度、数回に分けて飲んでください。麦茶や黒豆茶のほか、ルイボスティーなどのハーブティーは、カフェインが含まれていませんのでおすすめです。

断食期にとっていいのは、基本はファスティング用ドリンクとカフェインの入っていない水分のみです。

私たちは普段の生活で、毎回の食事を通してもかなりの量の水分をとっています。だからこそ、食事をとらないファスティング中は、いつも以上に「水を飲む」ことを心掛ける必要があるのです。

ファスティング用ドリンクの選び方

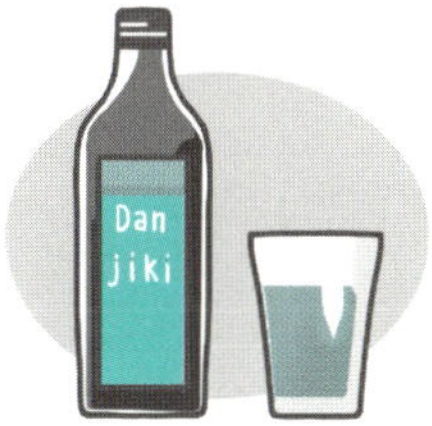

発酵させたもの

まったく発酵させていないドリンクは適さない。発酵することで原材料の野菜や果物が低分子化され、消化・吸収に負担をかけなくなる。微生物によるさまざまな代謝産物の健康効果も期待できる

複数の微生物を使っている

発酵の際には、乳酸菌や酵母など、複数の種類の微生物がかかわっているのも重要なポイント。これによって多種多様な代謝産物がつくり出され、どんな人にも適したドリンクとなる

保存料・添加物無添加

ファスティング中に保存料や添加物が体内に入ってくると、体ではその解毒処理に追われ、たまっていた有害物質の解毒や排出に専念できない。せっかくのファスティングを台なしにしないように

原料は無農薬

保存料・添加物だけでなく、農薬もファスティング中の解毒作業のさまたげになる。また、無農薬の野菜・果物のほうが栄養的な価値も高いので、原料にもこだわった製品を選びたい

断食期

「体調管理シート」をつけよう

ミネラルファスティングに減量効果を期待している人は少なくないことでしょう。

ミネラルファスティングの最大の目的は、「細胞環境の整備」であり、その一環として適正な体重に落ち着くわけですが、減量効果を期待している人にとってはやはり嬉しいもの。チェックすることでファスティングを続けるモチベーションにもなりますから、次ページのような要領で、「体調管理シート」を毎日記入することをおすすめしています。

記入するタイミングは朝起きてすぐ。水やファスティング用ドリンクを飲む前に、体重、体脂肪、その日の体調などをチェックします。

なかには、ファスティング中に眠気やだるさ、頭痛を感じる人もいるようです。そのような場合はドリンクを飲む回数を増やしてみてください。また、あまりに眠気が強い場合は車の運転などは控えてください。

頭痛がある場合は、同じくドリンクを飲む回数を増やしたり、少量の自然塩などを通じて、ナトリウムやマグネシウム、カリウムを補給したりしてみてください。それでもおさまらないときは、ファスティングをいったん中止してください。

ファスティング中に体調不良を感じる人は、普段の食生活が乱れていたり、準備期の取り組みが不十分だったりすることが多いようです。普段から、そして準備期からしっかり「穀菜食」を取り入れていけば、こうしたことも予防できます。

ファスティング中、どのように過ごしたらいいのかと質問を受けることがありますが、「食べない」からといって、じっとしている必要はありません。普段と同じように仕事や家事、軽い運動などをおこなってください。空腹のあまり一歩も動けない、といった事態にはなりませんので、どうか安心してください。むしろ、普段よりも体の軽さを感じる人が多いはずです。

体調に問題がないなら、ウォーキングや岩盤浴をするのもいいでしょう。脳のα波の割合を高めるために、ヨガや坐禅で呼吸法を取り入れるのもおすすめです。

体調管理シートの記入例

日付け	6／1	6／2	6／3
チェック時間	7：10	7：00	7：15
体重（kg）	60.0	59.4	58.2
体脂肪率（%）	30.4	29.2	28.0

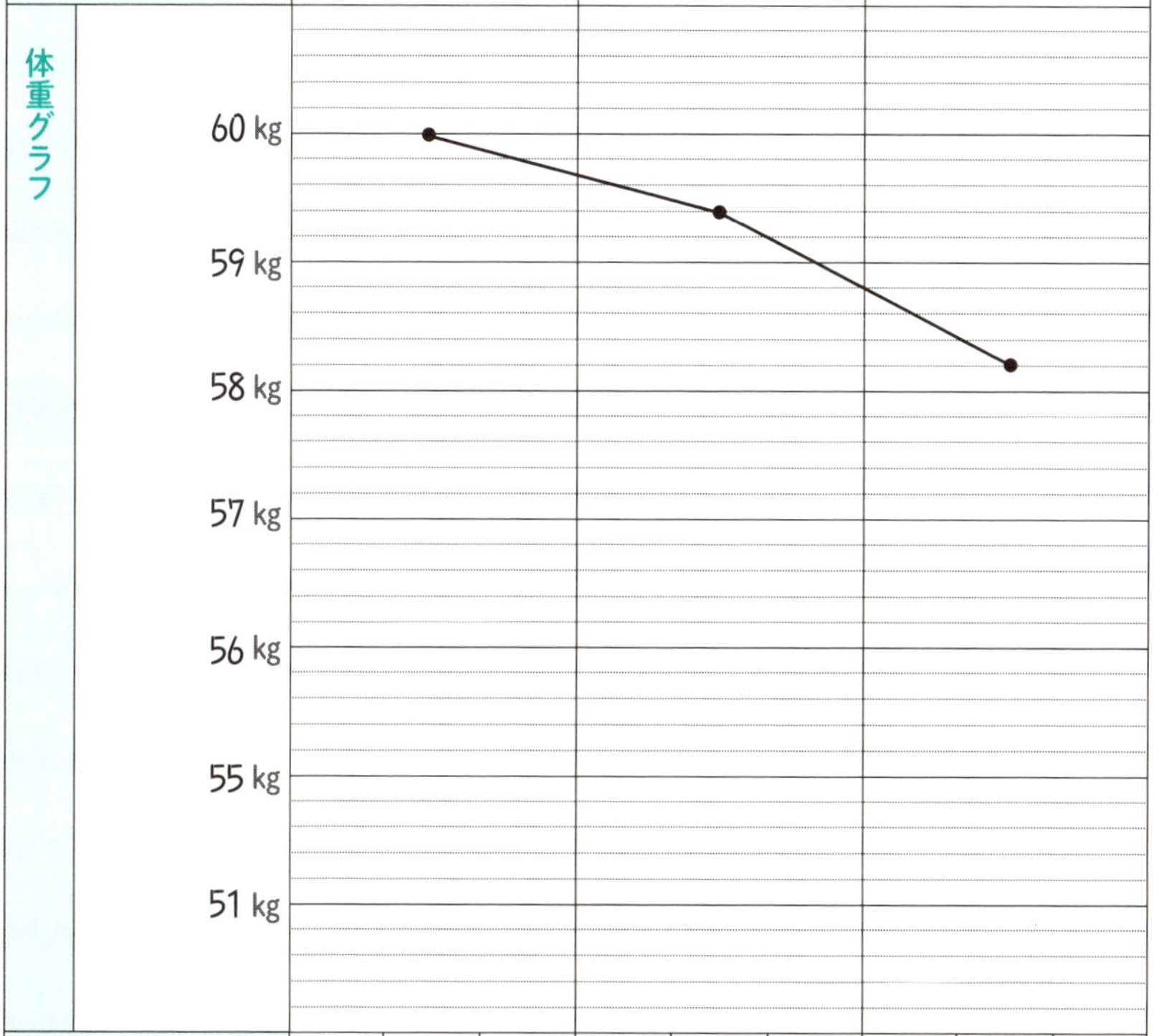

	6／1			6／2			6／3		
眠気	1	②	3	1	②	3	①	2	3
脱力感	①	2	3	①	2	3	①	2	3
頭痛	①	2	3	1	②	3	①	2	3
空腹感	1	②	3	1	②	3	①	2	3
備考	眠気があるがガマンできないほどではない！ウォーキング30分。			少し頭痛があり、塩分をとったらおさまった。やや下痢気味。			体が軽く、気分もスッキリしている。ヨガ60分。		

断食中の体調をチェックしましょう。
起床後、何もとっていないタイミングでおこなってください

／			／			／			／		
1	2	3	1	2	3	1	2	3	1	2	3
1	2	3	1	2	3	1	2	3	1	2	3
1	2	3	1	2	3	1	2	3	1	2	3
1	2	3	1	2	3	1	2	3	1	2	3

1・あまり感じない　／　2・感じる　／　3・強く感じる

体調管理シート

日付け	／			／			／		
チェック時間									
体重（kg）									
体脂肪率（%）									
体重グラフ kg									
kg									
kg									
kg									
kg									
kg									
kg									
眠気	1	2	3	1	2	3	1	2	3
脱力感	1	2	3	1	2	3	1	2	3
頭痛	1	2	3	1	2	3	1	2	3
空腹感	1	2	3	1	2	3	1	2	3
備考									

ファスティング中、特に注意すべきこと

ファスティング中は、固形物をとらずに胃腸を休ませます。

では、液体のものなら何でもとっていいのかというと、そうではありません。

先ほど、ファスティング中はカフェインの入っていない飲み物をとると述べたように、コーヒー、ココア、紅茶、緑茶などは避けてください。

カフェインは刺激物質であり、細胞の環境整備を目的としたミネラルファスティング中においては特に適さないからです。

市販されている果汁100％の果物ジュース、野菜ジュース、清涼飲料水などもいっさいとらないようにしてください。基本的に、ファスティング用ドリンク以外には、「味」のついたものを飲まないようにしましょう。

お酒、タバコなどの嗜好品も控えてください。ファスティングは体の修復時間なのに、解毒が必要なカフェインやアルコール、ニコチンが入ってきたら、体に余計な仕事をさせてしまうことになり、せっかくのファスティングが無意味になってしまいます。

もうひとつ避けてもらいたいのが、アメをなめたりガムをかむこと。消化器系を不必要に刺激し、ミネラルファスティングから得られるはずのさまざまな健康効果が十分に得られなくなってしまいます。

むしろ、ミネラルファスティングをおこなうことによって、こうした嗜好品への執着もなくなっていきます。また、無意識に口にしがちな嗜好品とのつきあい方についても、改めて考えてみるきっかけにもなることでしょう。

生活面に関しては、ファスティング中も通常の日常生活は送れますが、激しい運動は控えましょう。スポーツジムに通ってハードなトレーニングをおこなっていたり、ランニングを日課にしたりしている人は、ファスティング中はやめておくのが賢明です。

熱めのお風呂やサウナに長時間入るのも避け、入浴後は水分を十分にとって早めに就寝しましょう。

ファスティングは特にNG！

NG! アメ・ガム

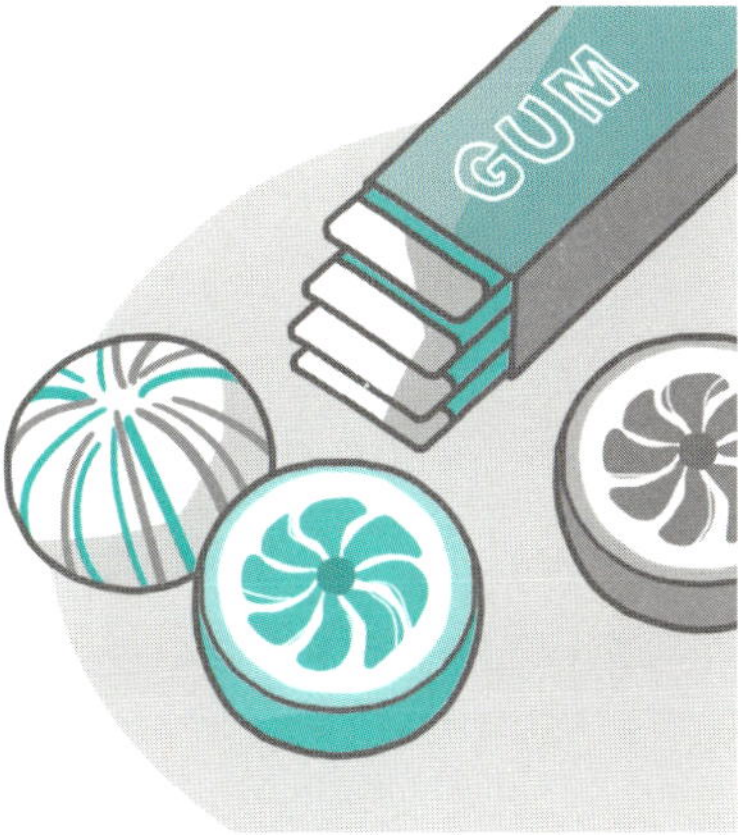

NG! アルコール・タバコ

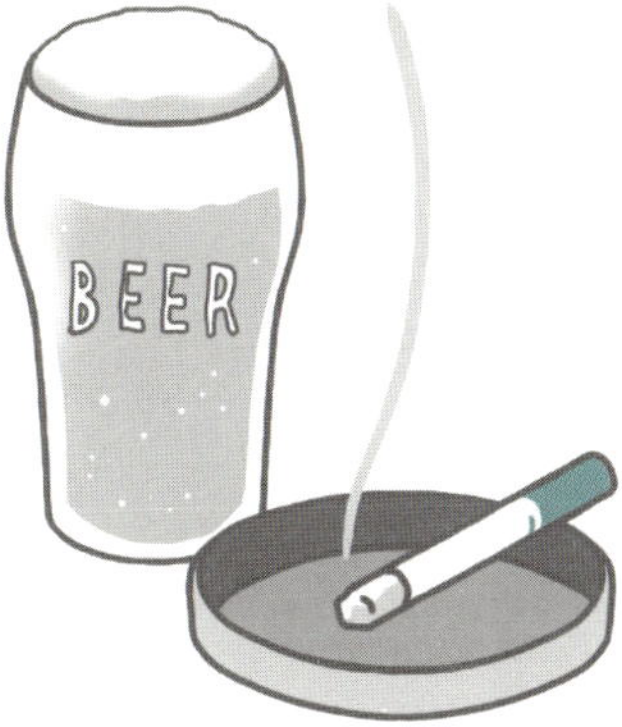

NG! カフェインの入ったもの

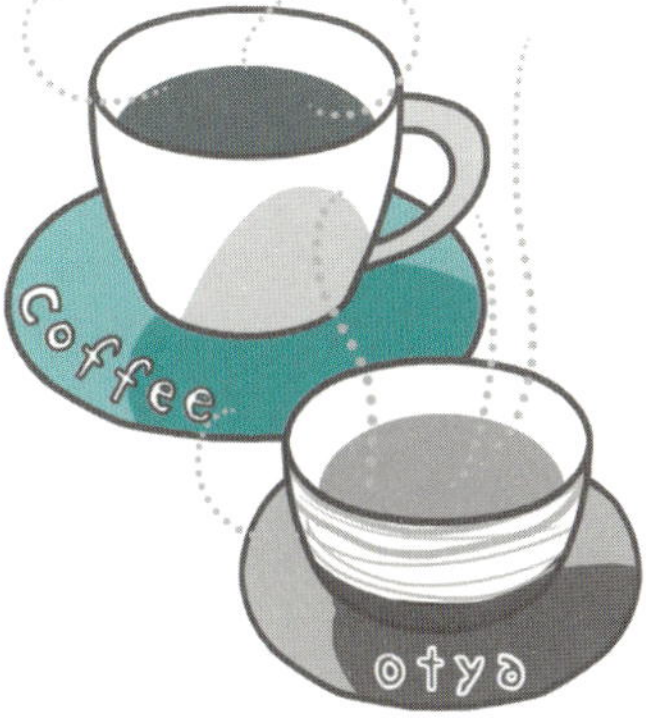

NG! 激しい運動

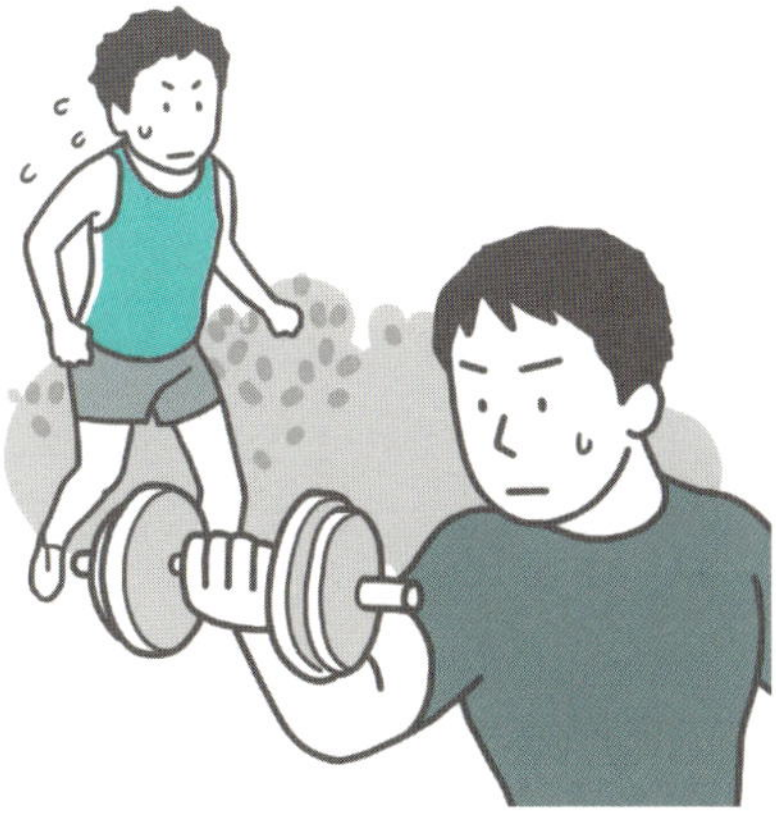

復食期

消化しやすいもので胃腸をならしていく

ミネラルファスティングでは、終わってから普段の食事に戻していくプロセスも重視しています。

最初に口にするのは、味付けなしで炊いた、白米や五分づき米のお粥です。

玄米などの未精製穀物に含まれる不溶性食物繊維は、ファスティング直後の胃腸には強い刺激を与えてしまうことがあるため、1食めには向かない場合があります。様子を見ながらとるようにしてください。

初日〜2日めまではお粥にし、徐々に味を付けたり、副菜をプラスするようにしたりしていきます。

ファスティング用ドリンクが余っていたり、胃腸がまだ本調子ではないと感じたりしたら、復食期の初日〜2日めくらいまではファスティング用ドリンクを追加でとってもいいでしょう。

3日めくらいからは、やわらかめに炊いた玄米ご飯にし、4日め以降は様子を見ながら通常の食事（穀菜食）に戻していきます。あくまでも徐々に戻していくのがポイントです。次ページでメニュー例を紹介していますので、参考にしてください。

引き続き、水分は1日2ℓ程度とるようにします。カフェイン、アルコール、タバコは厳禁です。

また、復食期は普段よりも有害物質の影響を受けやすくなっていますから、いつも以上に添加物や農薬の心配のない、安全な食材をとることを心掛けてください。

ファスティング終了後3日め以降は、毎日大さじ1〜2杯の良質な亜麻仁油をとるようにします。108〜109ページを参考にしながら、毎日の油選びを慎重におこなっていくようにしてください。

ファスティングの効果を持続させるためには、復食期、そしてファスティング後の過ごし方が大切です。ぜひ、毎日の食事に「穀菜食」と亜麻仁油を取り入れてください。

なお、ファスティング後は味覚も鋭くなっていますので、薄味で調理することで、より素材のおいしさを味わえるようになることでしょう。

復食期のメニュー例

	朝	昼	晩
1日め	● お粥（白米〜五分づき米）	● お粥 ● 塩（最低限の味付け）	● お粥 ● 梅干し
2日め	● お粥（五分づき米〜玄米） ● 梅干し	● お粥 ● とろろいものお吸い物※	● お粥 ● じゃがいもとにんじんの煮物
3日め	● さつまいも粥（玄米） ● ぬか漬け	● 玄米ご飯（柔らかめ） ● 亜麻仁油おくら納豆※	● 玄米ご飯（柔らかめ） ● 根菜のみそ汁 ● 青菜のごま海苔和え
4日め	● 玄米おにぎり ● 大豆とにんじんのサラダ※	● 玄米ご飯 ● しらすとキャベツの梅和え※ ● にらみそ冷奴※	● 玄米ひじきご飯 ● かぼちゃとしめじのみそ汁 ● いんげんとじゃがいものくるみみそ和え

※印のメニューは 74 〜 77 ページで作り方を紹介しています

準備期・復食期におすすめのレシピ

断食の準備期・復食期（63ページ、73ページ）で紹介しているメニュー（一部）の作り方をご紹介します。断食前後に限らず、「穀菜食」として、日頃から取り入れるのもおすすめです。レシピの分量は2人前です。

きのこの落花生和え

【材　料】 生きのこ（お好きなもの2〜3種類）…200g　／
炒り落花生…20g（20粒程度）　／　しょうゆ…小さじ1　／
かぼす…1/2個分（ゆずやすだちでも可）　／　亜麻仁油…小さじ1

【作り方】
1. きのこは石づきをとり、食べやすい大きさに切る。
2. オーブンかグリルで軽くあぶる。
3. 落花生は粗めにすりつぶし、しょうゆを加えよく混ぜる。
4. 3に2を入れて、よく和える。
5. 盛り付けてから上から絞ったかぼすと亜麻仁油をかける。

切り干し大根と切昆布のお蕎麦

【材　料】 十割蕎麦…2人前　／　切干大根（乾燥）…15g　／　切昆布…7g　／
酒…大さじ2　／　みりん…大さじ2　／　しょうゆ…大さじ2　／
青ねぎ（斜め切り）…適量

【作り方】
1. 鍋に水600mℓと切昆布を入れて1時間ほどつけておく。
2. 蕎麦をゆでて、水でしめておく。
3. 1に洗って食べやすい大きさに切った切り干し大根を入れて火にかける。
4. 沸騰したら酒、みりん、しょうゆを入れて味を調え、そこへ青ねぎを入れてさっと火を通す。
5. 器に、お湯で温めた蕎麦を盛り、4をかける。

小松菜とくるみのナムル

【材　料】 小松菜…1/2束　／　くるみ…20g　／　ごま油…小さじ1　／
亜麻仁油…小さじ1　／　塩…小さじ1/2〜1　／
（お好みで）おろしにんにく…少々

【作り方】
1. くるみを袋に入れ、棒でたたいて適当な大きさに潰す。
2. 小松菜をさっとゆでる。
3. ボウルに、1、塩、ごま油、亜麻仁油を入れ、2、お好みでおろしにんにくを入れて和える。

モロヘイヤとトマトの酸辣湯風スープ

【材　料】　モロヘイヤ…1/4束　／　トマト…1個　／　豆腐…1/4丁　／
ごま…少々　／　だし汁…400㎖　／　塩…少々　／　薄口しょうゆ…大さじ2
／　酢…適宜（大さじ2程度）　／　片栗粉…大さじ2　／　ラー油…適宜

【作り方】

1. モロヘイヤは太い茎から葉を手でちぎる。残った太い茎も穂先側の半分ほどはおいしく食べられるので、3〜4cm幅に切る。
2. 分量のだし汁を入れて、煮立ってきたら茎を加えて火を通す。
3. モロヘイヤの茎に火が通ったら、角切りにしたトマトと豆腐、モロヘイヤの葉を加える。
4. 調味料を入れて味を整え、水溶き片栗粉を加える。
5. 器に盛り付け、ラー油、ごまをかける。

ブロッコリーのかつおごま和え

【材　料】　ブロッコリー…1株　／　かつお節…適量　／　白ごま…適量　／
しょうゆ…少々　／　亜麻仁油…小さじ1

【作り方】

1. ブロッコリーを塩ゆでして、ざるにあげて水気を切る。
2. すった白ごま、かつお節、しょうゆ、亜麻仁油を入れたボウルに1を入れ、さっと和える。

大豆とトマトのバジルマリネ

【材　料】　大豆水煮…120g　／　プチトマト…4個　／　玉ねぎ…1/4個
［マリネ液］
オリーブオイル…大さじ1/2　／　亜麻仁油…大さじ1/2　／
りんご酢…大さじ1　／　レモン果汁…大さじ1/2　／　しょうゆ…小さじ1弱
／　乾燥バジル…適量　／　塩、こしょう…適量

【作り方】

1. プチトマトは1/4にカット、玉ねぎはスライスにする。
2. マリネ液の材料をすべて合わせる。
3. 2に1、大豆水煮を入れて混ぜ合わせ、味がなじんだら完成。

ぬか漬けのくるみ和え

【材　料】　お好きなぬか漬け…適量（にんじん、キュウリ、白菜、大根など）　／
くるみ（素焼き）…40g　／　黒糖…小さじ1　／　しょうゆ…小さじ1

【作り方】

1. ぬか漬けはそれぞれ太めの千切りにする。
2. くるみはすりつぶし、黒糖としょうゆを加えて和え衣を作る。
3. 2に1を入れて和える。

水菜ともずくの酢の物

【材　料】もずく…150g　／　水菜…1/4把　／　しょうが…1かけ
［合わせ酢］
米酢…大さじ2　／　黒糖…大さじ2/3　／　しょうゆ…小さじ1.5　／
塩…少々

【作り方】
1. もずくはたっぷりのお湯にさっとくぐらせてざるにあげ、水気を切る。
2. 水菜は食べやすい大きさに切る。
3. しょうがは千切りにする。
4. 合わせ酢の材料をよく混ぜ、1、2を加えて混ぜ合わせる。
5. 器に盛り、3をのせる。

ほうれん草としめじのとろろゆずこしょう和え

【材　料】しめじ…1パック　／　ほうれん草…1/2把　／　長いも…10㎝　／
ゆずこしょう…適量　／　しょうゆ…適量

【作り方】
1. しめじ、ほうれん草はそれぞれさっとゆでてざるにあげ、水気を絞って食べやすい大きさに切る。
2. 長いもの半分は短冊切りに、半分はすりおろす。
3. ボウルに1、2を入れ、しょうゆ、ゆずこしょうで味を整える。

スプラウト蕎麦

【材　料】十割蕎麦…2人前　／　かいわれ大根…1パック　／
ブロッコリースプラウト…1パック　／　刻み海苔…適量　／　亜麻仁油…適宜
［めんつゆ］
だし汁（かつおと昆布）…120㎖　／　みりん…大さじ2　／　しょうゆ…大さじ2

【作り方】
1. めんつゆの材料を火にかけ、沸騰したら火を止め冷ましておく。
2. スプラウト類の根を切ってさっと洗っておく。
3. そばをゆでて、水でしめる。
4. 3をお皿に盛り、2と刻み海苔をのせ、お好みの量のめんつゆと亜麻仁油をかける。

しらすとキャベツの梅和え

【材　料】キャベツ…1/4玉　／　しらす…適量　／　梅干し…2個

【作り方】
1. キャベツは太めの千切りにし、さっとゆでる。
2. 梅干しは種を取り、潰しておく。
3. 水気を絞った1をボウルに入れ、2、しらすを入れて和える。

とろろいものお吸い物

【材　料】 長いも…15cm　／　だし汁…400mℓ　／　しょうゆ…小さじ1　／
青ねぎ…適量

【作り方】
1. 長いもは皮をむいてすりおろす。
2. 1にしょうゆを入れてよく混ぜる。
3. 2を椀に盛り、熱々のだし汁をかけて、青ねぎをのせる。

亜麻仁油おくら納豆

【材　料】 おくら…1パック　／　納豆…2パック　／　しょうゆ…適量　／
亜麻仁油…適量

【作り方】
1. おくらを板刷りし、塩ゆでして、小口切りにする。
2. ボウルに1、納豆を加えよく混ぜ合わせ、しょうゆで味を整える。
3. 亜麻仁油を加え、さっと混ぜる。

大豆とにんじんのサラダ

【材　料】 大豆水煮…100g　／　にんじん…小1本　／　オリーブオイル…大さじ1/2
／　亜麻仁油…大さじ1/2　／　レモン果汁…小さじ1　／　塩…少々　／
パセリ…適量

【作り方】
1. にんじんはピーラーで薄切りにする。
2. ボウルに、オリーブオイル、亜麻仁油、レモン果汁、塩を入れて混ぜ合わせ、1、大豆を加えてよく混ぜる。
3. みじん切りにしたパセリを飾って完成。

にらみそ冷奴

【材　料】 豆腐…1/2丁
［にらみそ］
みそ…大さじ2　／　みりん（煮切り）…大さじ1/2　／　にら…1/2束　／
白ごま…大さじ2

【作り方】
1. にらはさっと湯通ししてしっかり水気を切り、みじん切りにする。
2. 白ごまをすり、そこにみそを加え煮切ったみりんでのばし、1のにらを加えてよく混ぜる。
3. 豆腐を切って器に盛り、2をのせる。

Q 空腹に耐えられるか心配です

A

最初の１～２日間は空腹感を覚えるかもしれませんが、その山を越えれば「食べない」という状態に慣れてくるほか、空腹感がむしろ爽快感に変わっていきます。

どうしても我慢できないときは、ファスティング用ドリンクを飲む回数を増やしてみてください。

Q 断食合宿などに参加したほうがいい？

A

最近ではいろいろなところで泊まりがけでの断食企画がおこなわれているようですが、間違ったやり方を指導しているところも多々あるため、注意が必要です。なかには、断食であるはずなのに食事をとるという合宿もあるようで、これは論外です。

どのようなプログラムでおこなっているのかをよく確認するようにしましょう。

Q 仕事の都合などで長期間のプログラムは難しい…

A

「穀菜食を少なく食べる」ことからはじめてください。１日３食、お腹いっぱい食べているなら、まずは１日２食にして、１食分も腹八分目に（84 ページ参照）。その延長線上に「１日０食」の日を設けてみてください。週末や休日などを使った１日ファスティングからはじめてみるのもよいでしょう。その場合でも、準備期と復食期を怠らないようにしてください。

Q ファスティングをやってはいけないのはどんな場合？

A

以下の方は、ファスティングをしないでください。

・妊娠中の方

・やせすぎの方

・持病がある方（活動期の胃十二指腸潰瘍、心筋梗塞、１型糖尿病、慢性腎不全、肝硬変、てんかん、感染症の活動期、ベーチェット病で眼症状がある場合、痛風など）

・年齢が 15 歳以下の方＊

＊太っていたり、代謝異常がみられたりする場合はおこなえる可能性があります。全国の「杏林アカデミー認定医」（126 ページ参照）にご相談ください。ただし、ファスティングをおこなう意味をお子さん自身が理解していることが、特に重要です。成長期を考慮し、最長でも３日間程度がよいでしょう。半日ファスティングや１日ファスティングから試してみるのもよいでしょう。

Q ファスティング中、薬やサプリメントをとっていい？

A

ファスティング中は、ファスティング用ドリンクと水しかとらないのが基本です。タブレットやカプセルのサプリメントをとる場合は、ファスティング終了後３日め以降にしてください。常備薬を服用している人（特に副腎皮質ホルモン剤、血糖降下剤、降圧剤、精神安定剤など）は、基本的には主治医の指示を受けてください。全国の「杏林アカデミー認定医」（126ページ参照）に相談するのもよいでしょう。

また、ファスティングをする／しないにかかわらず、服用している薬が本当に必要なものなのか、改めて考え直すきっかけになるかもしれません。

＊なお、健康な方（基礎疾患がない方）がファスティングをおこなう場合は、全国の「杏林アカデミー認定講師」（126ページ参照）や「ファスティングマイスター」（ファスティングマイスター学院認定）などに相談するのもよいでしょう。

第4章

「断食力」を高める食べ方、生き方

新発想！ 健康は「細胞レベル」で考えよう

増え続ける日本の医療費

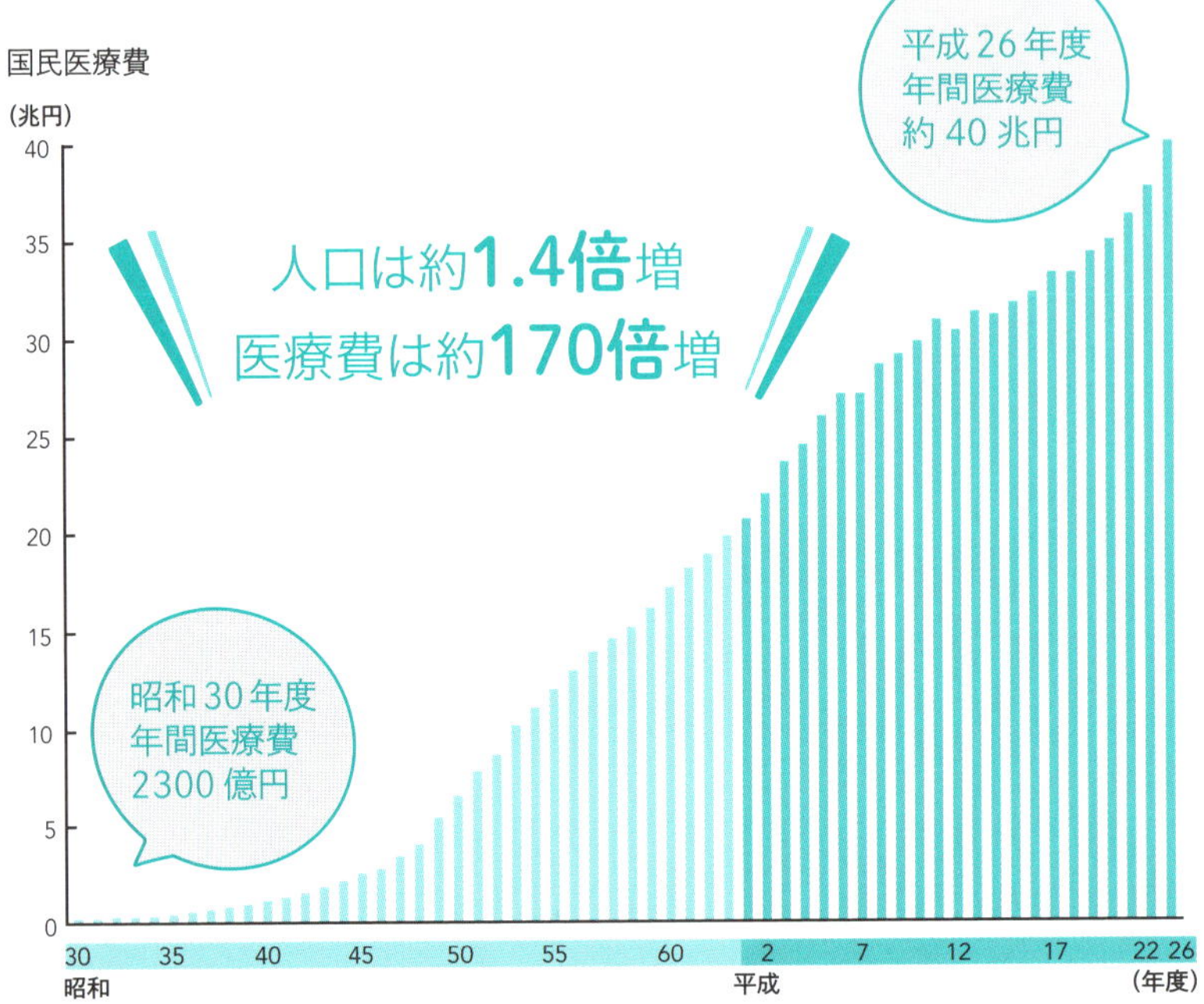

日本の医療費は年々増加しており、今や国の予算の4割を占めるまでになっています。その伸び方がどれくらい異常かというと、人口は1・4倍程度にしか増えていないのに、医療費はなんと約170倍にも増加しているのです。

医療技術が進歩し、医者も病院も増えているはずなのに、病気が減るどころかむしろ異常に増え続けている——。何かがおかしいと思いませんか。

私は、この原因は今の医療、そして栄養学に〝ある視点〟が抜け落ちているからだと思っています。

それは、「細胞レベルで健康を考える」という視点です。

私たちの体は約60兆個もの細胞で成り立っています。そして、全身を構成する一つひとつの細胞が正しく機能している状態こそが

細胞の自己複製能力が生命をつくる

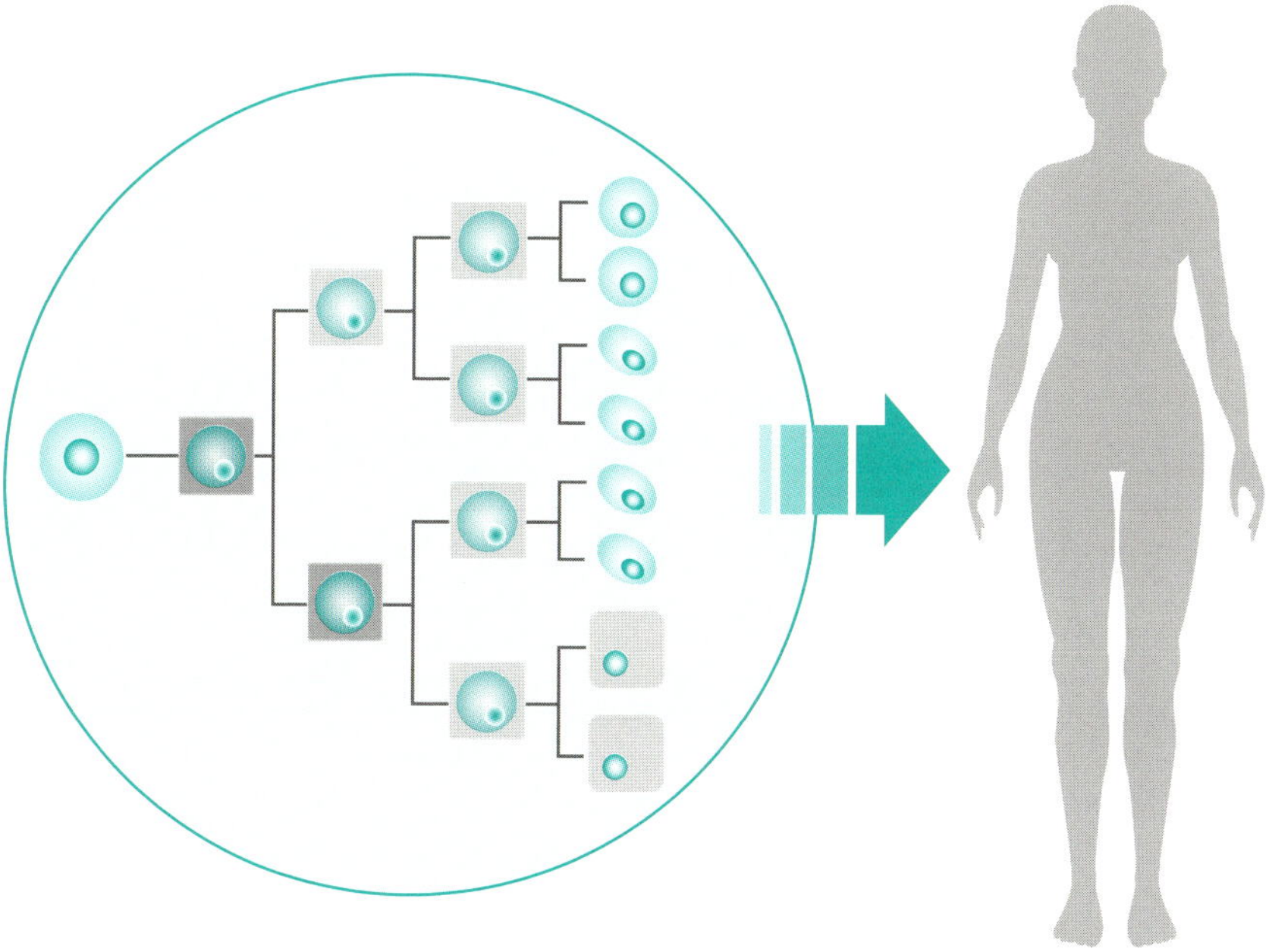

「健康」なのであり、彼らの環境を整えるための手助けをするのが、本来あるべき医療や栄養学の姿です。この根本が是正されない限り、現代の医療も栄養学も、細胞にとっては「害」でしかありません。

そもそも、生命は人間の手でつくり出されたものではありません。ですから病気の治し方を知っているのは、人間がつくり出した医療ではなく「細胞」だけなのです。

つまり、細胞にすべて任せておけば、勝手にうまくやってくれます。私たちがおこなえるのは、細胞が「治す力」をフルに発揮できるように、その環境を整えてやることです。

このような考え方に基づくのが、私の提唱する「細胞環境デザイン学」なのです。

病気にならないために、そしてなったときに私たちがすべきことは、全身の細胞の営みを邪魔する要素を乗り除き、細胞が仕事しやすい環境をデザインすることです。

この章では、そのヒントを解説していきましょう。

「1日2食」のすすめ

細胞が喜ぶ食べ方としてまず提案したいのが「少食」です。今は１日３食が当たり前になっていますが、江戸時代までは１日２食が主流であったといいます。

これにならって、これからは１日２食にすることをおすすめします。月に１回の定期的な断食に加えて、日頃から少食生活を実践しましょう。

断食同様、食事の回数を減らすということは、消化への負担を減らすことにもなります。１日３食の場合、１年間で１０９５回もの消化をおこなっていることになります。それが１日２食なら７３０回です。

この差は大きいと思いませんか？　その分、消化・吸収に費やしていたエネルギーを、ほかに使うことができるのですから。

食事の回数を減らすことには、体内に有害物質を取り込むリスクやその総量を低下させるというメリットもあります。

環境汚染が進んだ現代社会では、１００％クリーンな食事というものは存在しません。どれだけ安心・安全な食材を使っていても、何らかの有害物質の混入は避けられないのです。その点で、少食には「デトックス効果」も期待できるといえます。

では、具体的にはどう食べたらいいのでしょうか。おすすめは夕食を抜くことです。仏教に「朝は少食《しょうじき》、昼は正食《しょうじき》、夜は非食《ひじき》」という言葉がありますが、これは寝る前に胃をからっぽにしておくということです。そうすれば血糖値も安定し、睡眠の質もよくなります。

もちろん、１食抜く代わりに、ほかの２食をドカ食いするのはＮＧです。

ちなみに、私の場合は昼を抜いて朝と夜の２食にしています。朝食が抜きやすいなら、それもいいと思います。それぞれの生活パターンにあわせて、やりやすい方法で実践してみてください。

大切なのは、１日のなかで空腹の時間をつくることです。空腹にはさまざまなメリットがあります。いきなり断食は難しいという人は、まずは１食抜くことからはじめてみましょう。

空腹の持つ8つのメリット

メリット1 血糖値が安定する

食べる量が多いほど血糖値の上下が激しく、 空腹感を覚えやすい

メリット2 胃や腸など消化器官の負担を軽くする

空腹状態をつくることで胃腸を休ませ、 機能を回復させる

メリット3 消化吸収能がアップする

空腹状態だと体が栄養素を欲するため、消化吸収能が飛躍的に向上する

メリット4 良質な睡眠が確保できる

消化吸収のために内臓が活動していると、 睡眠中も体が十分に休まらない

メリット5 食事からの有害物質の取り込みが減る

食事の摂取量が減ると、 必然的に有害物質を取り込むリスクも減る

メリット6 長寿遺伝子のスイッチが入る

長寿遺伝子を活性化し、 老化を抑制して体が若返る

メリット7 脂肪を脳で使えるエネルギーに変える

脂肪をケトン体に変えて脳で使用するメカニズムが動きはじめる

メリット8 集中力が高まり、頭がよくなる

血糖値が下がりインスリンの分泌が減ると、記憶に必要な脳のたんぱく質が活性化し、 記憶力が向上する

少食は病気も予防する！

少食にするということは、必然的に、食事から得るエネルギー量（カロリー）も少なくなります。その点で、「少食＝カロリー制限」ともいえるわけですが、ここでのポイントは「穀菜食を少なく食べる」ということにあります。

では実際、少食（カロリー制限）にはどのような効果があるのでしょうか。

アメリカでおこなわれた研究によると、カロリー制限を続けている人ではさまざまな心臓機能が高く、その人の「心臓年齢」を測定すると、実年齢より20歳以上も若かったといいます。

この研究でカロリー制限を実践していた人は、健康的な内容かつ通常よりもカロリーが3割低い食事を、平均7年にわたって続けていました。なおアメリカでは、最適な栄養状態を維持した上でのカロリー制限を「ＣＲＯＮ（クロン）」（Calorie Restriction with Optimal Nutrition の略）と呼んでいます。

そして、今回のカロリー制限グループの食事には、次のような特徴がありました。

・野菜や果物、種実類、魚、全粒穀物、豆類などをたくさんとっている
・すべての必須栄養素においてアメリカの推奨所要量をクリアしている
・「空のカロリー」の摂取源となる精製食品や、トランス脂肪酸も避けるようにしている

ちなみに、「空のカロリー」とは、カロリーばかりで中身がない空っぽの状態、要するに質が低い食品（ファストフードなど）のことを指します。

ＣＲＯＮ実践者がたくさんとっているという野菜や果物、全粒穀物、豆類などについて、研究チームは「栄養の濃い未加工の食べ物」（nutrient-dense unprocessed foods）という表現を用いていました。

この研究結果からは、「健康のためには、カロリーさえ低ければよいのではなく、ミネラルやビタミンがぎっしり詰まったもの、すなわち穀菜食を少なく食べるべきなのだ」ということが伝わってきます。

少食（カロリー制限）の健康効果を示した近年のおもな研究結果

乳がんの予後向上
2014年、米トーマス・ジェファーソン大学

カロリー制限をしたエサ（通常の3割未満）を与えたトリプルネガティブ乳がん（難治性乳がん）のマウスでは転移リスクが低下

ＤＮＡを保護する
2013年、スペイン国立がん研究センター

カロリー制限（通常の4割）をおこなった若年マウスではテロメアの短縮率（老化度合い）が低下し、がんや骨粗鬆症などの発生率も低い上に糖代謝や運動調節能が向上し、寿命が2割延びていた

老化を防止する
2012年、米グラッドストーン研究所

カロリー制限によって体内に生じるケトン体が、酸化ストレスから細胞を保護する

心臓の健康維持
2012年、米ワシントン大学

「CRON（クロン）」をおこなう人では、心拍数が低く、心拍変動性（心拍数を必要に応じてすばやく変化できる能力）が高かった

ぜんそくのリスクを下げる
2012年、米国立老化研究所

ぜんそくの過体重患者に対し、500～600㎉分を制限した食事を1日おきに提供。8週間後、研究開始時に比べて呼吸が楽になり、ぜんそくの症状もうまくコントロールできるようになった

乳がんのリスクを下げる
2011年、米国立老化研究所

乳がんの家族歴をもつ過体重の女性が、通常よりも摂取カロリーを25%減らした食事を半年間続けると、乳がんのリスクにつながるホルモンや炎症の数値が低下

健康寿命の延長
2010年、米ワシントン大学など

標準的なエサの動物では、その大半ががんや心臓病などの慢性疾患を1種類以上発症し、死亡していたのに対し、カロリー制限をおこなった動物の約3割が、通常であれば老化とともに生じるようなどんな病気にもかからないまま、高齢で寿命をまっとうしていた

「炭水化物＝糖質」ではない

私は、炭水化物ほど誤解の多い栄養素はないと思っています。その最たるものが、最近流行の「糖質制限食」です。

糖質制限を支持する人たちは、そもそも「糖質」と「炭水化物」をごちゃ混ぜに理解している印象を受けます。炭水化物とは本来、糖質と食物繊維の総称です。食物繊維は腸内細菌のエサとなったり、スムーズな排便を促したりして、腸内環境を整えるのに役立っています。

さらに糖質も、エネルギー源以外にも極めて重要な役割を持っています。その最たるものが、「糖たんぱく質」や「糖脂質」としての役割です。

糖たんぱく質とは、たんぱく質に糖鎖（いくつもの糖が鎖のようにつながったもの）が結合した物質の総称です。たとえば、男性ホルモンや女性ホルモン、甲状腺ホルモンがつくり出されるのを刺激したり、細胞と細胞の間に水分を保持したり、軟骨の成分になったり……といったように、さまざまな種類の糖たんぱく質が私たちの体内で活躍しています。

脂質に糖が結合した糖脂質は、細胞一つひとつの膜の表面に存在し、細胞外の物質を認識するセンサーの役割を担っています。このおかげで、ほかの細胞と結合して特定の組織を形づくったり、異物や外敵の侵入を察知して免疫システムを働かせているわけです。

このように、炭水化物を多くとることにはさまざまなメリットがあるわけですが、その決定打となるような2つの研究結果を紹介しておきましょう。

ひとつは、高炭水化物食が人類の進化（脳の巨大化）に不可欠だったという、スペインやイギリス、オーストラリアの国際研究チームの報告です。そこでは、炭水化物（特にでんぷん）の豊富な植物性食品の摂取と、火を用いた加熱調理によるでんぷんの利用効率の上昇、そして唾液中のアミラーゼ（デンプン分解酵素）の生産量増加という3つの要素が組み合わさることによって、200万年前あたりからヒトの脳が急速に進化していったと主張されているのです。

糖質は炭水化物の一部

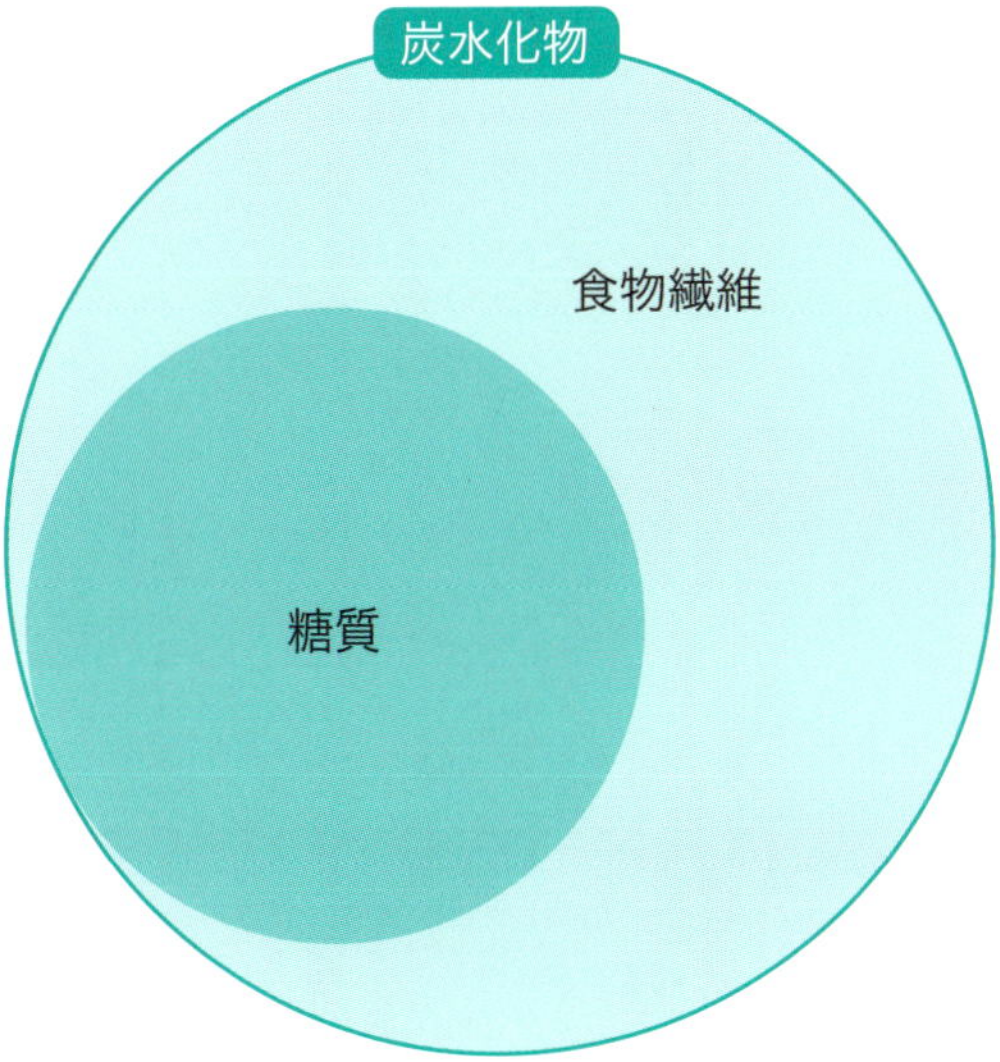

もうひとつは、高炭水化物食がカロリー制限と同じような健康効果を示すという、オーストラリアの研究結果です。

研究チームはマウスを使って、エサを制限するか、あるいはいつでも食べられるようにした状況のもとで、たんぱく質と炭水化物の比率を変えた3パターンのエサを8週間与えました。すると3パターンのうち、低たんぱく高炭水化物のエサについては、いつでも食べられるようにして摂取量が増加したのに、インスリンや血糖値、コレステロール値などで、カロリー制限時と同等の減少効果がみられたのです。しかも、体重増加もみられなかったといいます。

この研究では、カロリー制限をおこないながら高炭水化物のエサをとっていたマウスで、健康効果が最も大きかったことも示されています。

そこからは、「穀菜食をとりつつ少食を心がける」というのが理想的な食生活であることを、強く感じさせられます。

「肉＝嗜好品」と位置付ける

糖質制限食に関しては、もうひとつ気になる点があります。それは肉食を推奨していることです。

糖質制限の多くは、「穀類やいも類などの炭水化物食品以外は好きに食べてもいい」という考え方に基づいているため、必然的に高脂肪・たんぱく食になります。しかし、高たんぱく食は内臓に負担をかけますし、肉そのものにもさまざまな問題があります。肉は嗜好品のひとつとして考えましょう。

また、糖質制限で制限されるのは糖質だけではありません。その食品に含まれるミネラルやビタミン、食物繊維など、あらゆる栄養素が〝制限〟されることになります。さらに前述したように、糖質はエネルギー源としての役割以外に、細胞の機能に不可欠な役割を担っています。これらがすべて〝制限〟されれば、細胞が正しく働けるはずがありません。

実際、糖質制限により動脈硬化などの血管のトラブルが急速に進行し、最悪の場合「死」につながるという数々の研究結果が報告されているのです。

たとえば、ハーバード大学などの研究チームは、糖質制限を忠実に実践する人ほど、心臓病のリスクや心臓病で死亡するリスクが高まることを報告しています。また、日本の研究チームも、スウェーデンとギリシャでおこなわれた3つの大規模調査を分析し、炭水化物の長期的な制限があらゆる要因での死亡リスクを高めることを示しているのです。

こういった経緯から、日本糖尿病学会も、炭水化物のみを極端に制限した食事療法に対し、「現時点では薦められない」という提言を発表しています。

考えてみると、日本人が長らく主食にしてきた米の代わりに肉を大量に食べるのは、どこかおかしいと思いませんか？

また、糖質制限を謳った食品のなかには、砂糖の代わりに人工甘味料を使用しているものも多くみられます。これも不自然です。

何を食べるか迷ったときは、それが自然か不自然か、この原点に立ち返りましょう。

肉の食べすぎが体に与える影響

消化器への負担

体内でつくられるたんぱく質の分解酵素の量が少ないため、消化に負担がかかる

肝臓への負担

肝臓で、たんぱく質を分解する際発生したアンモニアを、毒性の低い尿素に変える

腎臓への負担

肝臓でつくられた尿素を、腎臓で濾過して尿として排泄する

骨や歯がもろくなる

肉類は高リン–低カルシウムのため、そのバランス調整のために骨や歯のカルシウムが使われてしまう

有害物質の問題

牛や豚、鳥を飼育する過程で投与される抗生物質やホルモン剤が、肉を食べることで体内に入ってくる

肉を食べなくてもたんぱく質はつくられる

ここまで読まれた方は、「肉を食べないと体がもたない」などと思われるかもしれません。しかしそれは大きな誤解です。

その証拠に、一流アスリートのなかには、肉をとらずに結果を出している人がたくさんいます。

第1章で紹介した陸上のカール・ルイス元選手もそうですし、女子テニス界に「パワーテニス」を持ち込んだセリーナ・ウィリアムズ選手も、菜食主義者であることが知られています。

同じく菜食主義者である男子ゴルフのゲーリー・プレーヤー選手は、雑誌のインタビューで、バター、アイスクリーム、肉、牛乳、動物性たんぱく質を否定した上で、「フルーツや豆腐、野菜といった、日本のおじいさんやおばあさんが食べていたようなものを食べる」と語っています。

彼らが食べているものは、まさに「穀菜食」です。たんぱく源には、肉などの動物性と豆類などの植物性がありますが、穀菜食を実践していれば、体が必要とするたんぱく質は十分に摂取できるというわけです。

誤解している人が意外に多いのですが、食事として摂取した牛や豚、鶏などの肉がそのまま私たちの筋肉になるわけではありません。体内での消化・吸収を経てつくり変えられているのです。

さらにいえば、「たんぱく質＝筋肉」ではなく、私たちの体のなかでは、酵素やホルモンの材料となったり、栄養素の運搬をおこったりするたんぱく質が、無数につくり出されています。30～31ページで紹介したストレスたんぱく質（ＨＳＰ）もそのひとつです。

こうした「人間用のたんぱく質」は、動物性食品からも植物性食品からもつくられます。そして、そのつくり変えに不可欠なミネラルやビタミンは総じて、植物性食品が優れた摂取源となります。人間用のたんぱく質づくりには穀菜食が最適だということです。

たんぱく質は単にとればいいのではなく、体に負担をかけずに摂取し、体内で正しくつくり出し、正しく働かせることが大切なのです。

食品中のたんぱく質が体用のたんぱく質につくり変えられる

食品中のたんぱく質

動物性
（肉、魚、卵、乳製品など）

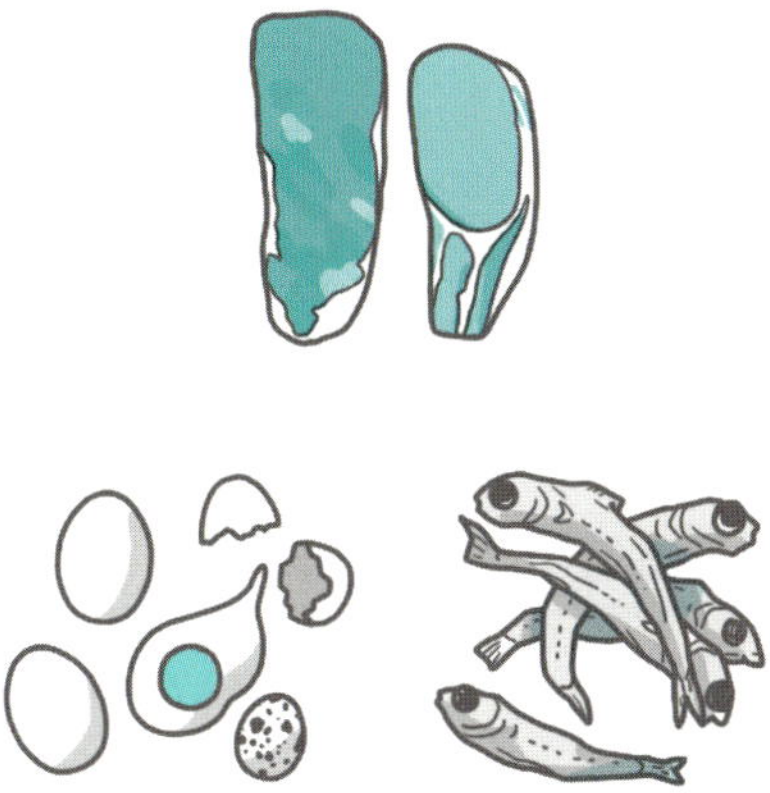

植物性
（豆類のほか、野菜などにも含まれる）

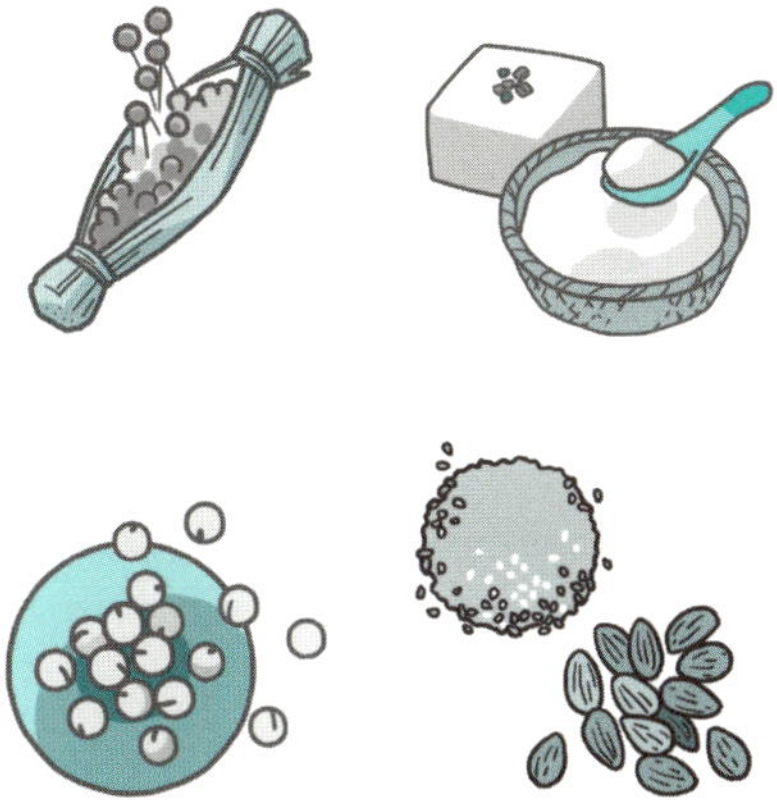

↓ アミノ酸やペプチドに分解・吸収

体用のたんぱく質

- **酵素**
- **ホルモン**
- **神経伝達物質**
- **受容体**
- **免疫物質など**

全身の健康に不可欠な食物繊維の働き

穀菜食には食物繊維が多く含まれています。この食物繊維が、体にとって重要な働きをするのです。

大腸では、腸内細菌が食物繊維を発酵させて「短鎖《たんさ》脂肪酸」という物質をつくり出しています。短鎖脂肪酸は腸で吸収されて血液中に取り込まれたあと、赤血球や白血球の製造工場である骨髄に到達します。そして、マクロファージ（異物を捕食する白血球）や樹状細胞（アレルゲンなどの情報を伝える白血球）の製造に働きかけます。つまり、食物繊維が免疫システムの機能を大きく左右するというわけです。

さらに短鎖脂肪酸は、全身の細胞とも連携していきます。筋肉や肝臓、脳にいたるまで、全身のさまざまな細胞に、短鎖脂肪酸の受け取り装置（受容体）が備わっているのです。血液を通じて全身の細胞に届けられた短鎖脂肪酸は、これらの受容体に結合することによって、それぞれの部位でさまざまな調節役を担っています。

このように大切な働きをする短鎖脂肪酸ですが、食物繊維の摂取量が少なければ、つくられる量も減ってしまうのはもうおわかりでしょう。

糖質制限では炭水化物食品を徹底的に排除するため、食物繊維の摂取量も総じて減少し、短鎖脂肪酸の恩恵が十分に受けられなくなってしまうのです。

また、穀菜食の主役である玄米、そして根菜類などの硬い食べ物は、よく噛んで飲み込む必要があります。これが嗅神経、目の神経、顔の神経、舌下神経といった脳神経のほか、顔から首まわりの筋肉を鍛えるのに役立ちます。いわば「食べる筋トレ」になっているのです。

ところが噛まなくても飲み込めるようなやわらかいものばかり食べていると、これらの機能が衰えてしまいます。

ちなみに私は、白米と玄米は「別の食べ物」だと思っています。精製された白米は、食物繊維のほか、ビタミンやミネラルなどの栄養素が失われています。体が求めている「正しい主食」は玄米なのです。

腸内でつくられる代表的な短鎖脂肪酸

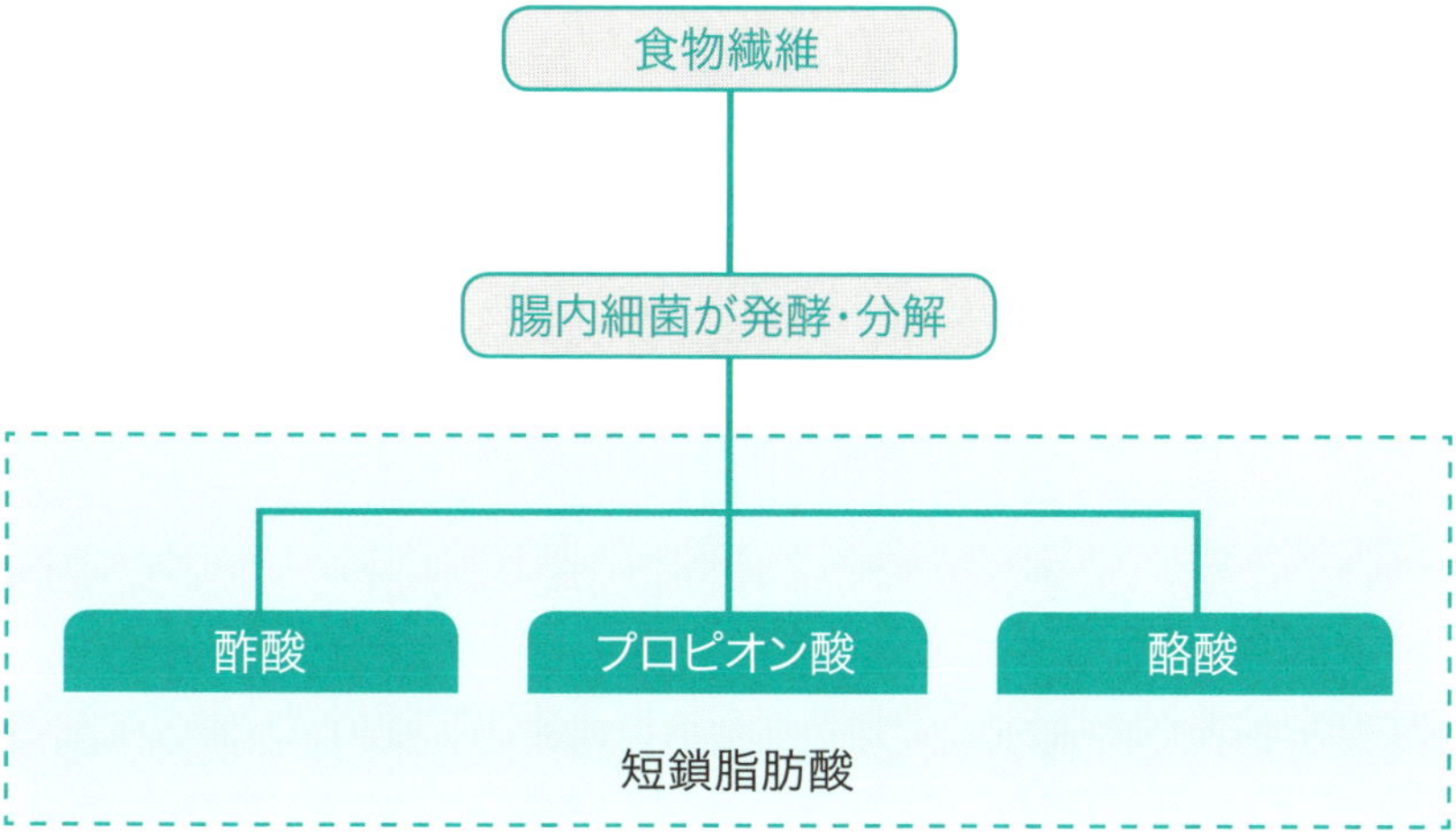

【短鎖脂肪酸のおもな働き】

- 腸管粘膜のエネルギーになる
- 腸内環境を整える
- 免疫力を高める
- 全身の細胞で生体の調節をおこなう

食事内容次第で歯や顎も変化する

「何を食べるか」は歯や顎《あご》、さらには全身の健康にも大きな影響を与えています。１９３０年代にそれを調査したのが、ウェストン・プライスというアメリカの歯科医です。

プライス博士は日々の診療のなかで、虫歯を抱える人や歯並びが悪い人、顎の形がおかしくなっている人が非常に多く、ほかの面でも健康状態が悪化している患者だらけという惨状を目の当たりにしていました。

一方で、文明が発達していない地域に住む人の歯が、非常に健康的であるという情報も耳にし、その原因を探るべく、北米のイヌイットや南米のネイティブアメリカン、ヨーロッパのケルト民族やゲール民族など、先住民が暮らす世界のさまざまな地域を巡り、そこで営まれている生活を自らの目で確かめたのです。

調査の結果、プライス博士が訪れたどの地域の先住民においても、近代文明から隔離された環境の下でそれぞれの伝統的な食生活に従っていた人たちは、例外なく健康状態が優れていました。関節や歯のトラブル、結核などの感染症、生活習慣病などとは無縁であったばかりか、穏やかで明朗活発なメンタリティとともに、幸福な暮らしを営んでいたのです。

ところが、同じ地域で暮らす先住民であっても、都市部に出ることで近代化の影響を受け、精製加工食品や慣習農業による農作物をとるという、欧米型の食生活を送っていた人たちでは、あらゆる面で健康状態が悪化していました。さらに、わずか一世代のうちに顔の骨格が変化し、免疫力も低下していたというのです。

博士は調査の結論として、先住民の伝統食は精製加工されておらず生命力を失った食品がないこと、ミネラルやビタミンが豊富に含まれていること、欧米型の食生活を続けた親から生まれた子どもは歯のトラブルを抱え、顎が変形し、先天性疾患や慢性疾患、感染症の罹患率《りかん》が高まること、欧米型の食事から伝統食に戻すと、生まれてくる子どもの健康状態も回復することなどにも言及しています。日本の伝統食である穀菜食も、全身の健康を取り戻す可能性を秘めているのです。

伝統食と近代食を比較してみると…

伝統食の人

（各種ミネラル・ビタミンが豊富な未精製食品が中心の食事）

- 虫歯がない
- 歯並びがいい
- 結核などの感染症がない
- 生活習慣病がない

近代食（欧米型の食事）の人

（精製された砂糖や穀物、加工食品が中心の食事）

- 虫歯が多い
- 歯並びが悪い
- 感染症にかかりやすい
- 先天性疾患、慢性疾患が多い

＊親が欧米型の食事を続けていると、その子どもの顔の骨格が変化する。伝統食に戻すと、生まれてくる子どもの歯並びや健康状態がよくなる

食物繊維と同じ働きをする「レジスタントスターチ」

2015年のラグビーワールドカップでの日本代表チームの活躍は記憶に新しいところですが、その勝利の秘密は「おにぎり」にあったといったら驚かれるでしょうか。彼らは試合前にはおにぎりを1人2個ずつ、試合後にもう1つ食べ、消化に負担がかかる揚げ物は一切とらなかったといいます。

実は、おにぎりには意外なメリットがあります。そのカギを握っているのが食物繊維の一種、「レジスタントスターチ」です。

おにぎりはたいてい冷やご飯ですが、炊いてから時間のたったご飯には、レジスタントスターチという難消化性でんぷんが含まれています。

レジスタントスターチは普通のでんぷんよりも消化されにくく、そのまま大腸に届きやすいという特徴があります。でんぷん（糖質）ではあるのですが、食物繊維同様の働きをしてくれるということで、炭水化物の奥深さが伝わってきます。

また最近では、レジスタントスターチが大腸がんのリスクを下げるという報告もされています。

前に述べた短鎖脂肪酸との関係も見逃せません。レジスタントスターチは腸内細菌によってほとんどが発酵を受け、短鎖脂肪酸へと変えられます。この過程でpHが下がることで、腸内でのミネラルの吸収が促進されます。また、腸内環境の改善にも役立つのです。

そのほかにも、レジスタントスターチには、血中コレステロールや血糖値の上昇を抑えたり、脂質代謝を改善したりするといった報告があります。

ラグビー日本代表の場合は白米でのおにぎりでしたが、みなさんにはぜひ玄米のおにぎりにしていただきたいと思います。なお、ご飯を温め直すとせっかくのレジスタントスターチが失われてしまいますので、ご注意ください。

ちなみに、レジスタントスターチは、冷やご飯だけでなく、全粒穀物（玄米）や豆類、種実類などにも、もともと多く含まれています。穀菜食は優れた「高レジスタントスターチ食」でもあるのです。

冷やご飯に多い「レジスタントスターチ」

レジスタント（消化できない）	＋	スターチ（でんぷん）

↓

消化されずに大腸まで届くでんぷん及びでんぷん分解物。水溶性食物繊維と不溶性食物繊維の特徴をあわせ持つ

レジスタントスターチ（RS）の種類

RS1	体が利用できない、もしくは消化できないレジスタントスターチ。 種実類や豆類、未加工の全粒穀物などに含まれる
RS2	自然に粒状で存在するレジスタントスターチ 生のジャガイモや青いバナナなどに含まれる
RS3	でんぷんを含む食品を加熱調理後、冷ました際に生じる レジスタントスターチ。冷やご飯などに含まれる
RS4	消化しにくいように化学的に変化させたでんぷん。 このタイプのレジスタントスターチは自然界には存在しない

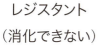

「生きたミネラル」と「死んだミネラル」がある

摂取した栄養素を体内で有効活用するためには、ビタミンやミネラルが欠かせません。

たとえばビタミンB1が不足すると脚気を引き起こします。ビタミンCが不足すると壊血病を引き起こします。しかし、これらの症状は、不足しているビタミンを補えばよくなります。ビタミンは吸収されやすい（易吸収性）からです。

一方で、ミネラルは総じて難吸収性であるほか、単にとりさえすればよいものではありません。そのキーワードが「生体利用性」です。

たとえば第1章では酵素の重要性について説明しましたが、酵素による多種多様な代謝には、触媒（化学反応を加速させる物質）としてさまざまなミネラルが不可欠です。そのため、吸収しにくいミネラルをいかに確保し、有効活用するかが重要なポイントとなります。

ミネラルを体内で有効利用するには「イオン化」というプロセスが必要です。いわば、金属（鉱物）にすぎない物質を、体内で利用可能な「生きたミネラル」に変えるわけです。「ミネラル不足ならたくさんとればいい」という発想は誤りで、いかに体内で適切に利用されるかを考えなければなりません。

イオン化されない「死んだミネラル」は、吸収できずに体外に排泄されるだけです。

また、「ミネラルバランス」にも注意する必要があります。たとえば、カルシウム・マグネシウム・リンの3つは体内で相乗的に働くため、お互いの比率が重要です。これらの血中濃度はホルモンなどによってコントロールされていますが、食事における比率があまりに偏っていると、血中濃度にも悪影響を及ぼすことになります。そのため、ミネラルバランスの崩れた食品も「死んだミネラル」の塊だといえます。

ミネラルを「生きたミネラル」としてイオン化し、イオン化したミネラルを適切に吸収するためには、腸の健康が絶対不可欠です。そんな、腸の健康に貢献しつつ、ミネラルバランスにも優れているのが「穀菜食」なのです。

ミネラル・ビタミンは体に欠かせない微量栄養素

ミネラル

体内でつくり出すことができないため、食事を通して得る必要があるが、不足だけでなくとりすぎにも注意が必要。必須ミネラルには16種類ある

ナトリウム、マグネシウム、リン、硫黄、塩素、カリウム、カルシウム、クロム、マンガン、鉄、コバルト、銅、亜鉛、セレン、モリブデン、ヨウ素

↓

体内に
吸収されにくい
(「イオン化」が必要)

ビタミン

体内でつくり出すことができないか、つくられる量が少ないため、食事を通して得る必要がある。水溶性と脂溶性の2種類がある

【水溶性ビタミン】

ビタミンB群（B1、B2、ナイアシン、パントテン酸、B6、ビオチン、葉酸、B12）、ビタミンC

【脂溶性ビタミン】

ビタミンA、ビタミンD、ビタミンE、ビタミンK

↓

体内に
吸収されやすい

ビタミンと異なり、ミネラルは体内でいかに利用されるか（生体利用性）を考える必要がある

牛乳を飲むことの8つの問題点

ミネラルに関連した話でいえば、牛乳（乳製品）も「死んだミネラル源」の代表格です。次ページを見ればわかるように、牛乳は決して「骨を丈夫にする健康的な飲み物」ではなく「問題だらけ」なのです。

確かに牛乳にはカルシウムが多く含まれていますが、骨をつくるのに必要なのはカルシウムだけではありません。マグネシウムも重要な役割を果たしているのです。しかし、牛乳にはマグネシウムが少ないため、毎日のように飲み続けていると、体内のカルシウムとマグネシウムの比率を大きく崩してしまいます。その結果、カルシウムが「悪玉化」して細胞の働きを乱し、全身の健康に悪影響を与えます。

ミネラルのひとつであるリンが多すぎるのも問題です。たとえば、牛乳中のリンがほかの食べ物に含まれる鉄と腸内で結合すると、鉄の吸収が阻害され、貧血につながります。また、大量のリンは血液を酸性に傾け、脱灰《だっかい》（骨からのカルシウムの溶出）を亢進させて、カルシウムの悪玉化を招きます。

さらに、牛乳に含まれる乳糖や乳たんぱく（カゼイン）は、消化吸収のトラブルを招きますし、牛乳に含まれるホルモンが、乳がんや前立腺がんなどの増加と関係しているのではないかという指摘もあります。

仮に、抗生物質やホルモン剤を使わず、無農薬のエサで育てられた、出産後の牛から搾乳して、低温殺菌にしたとしても、やはり牛乳をとることには問題が残ります。先ほど「肉は嗜好品のひとつ」と述べましたが、牛乳も嗜好品としてとるくらいでちょうどいいのです。お酒やタバコ、菓子類と同じ位置付けです。

ちなみにこれらの問題は、チーズやヨーグルト、アイスクリーム、バター、生クリームなどの乳製品も同じです。私が「牛乳を飲んではいけない」というと、「じゃあ、ヨーグルトはどうですか？」と尋ねてくる人がいます。おそらく「発酵しているから体にいい」と考えているのでしょうが、ここで紹介した問題をどれもクリアしていないことは明らかです。これを機に、普段の食生活をもう一度見直してみてください。

ミネラル不均衡だけじゃない！　牛乳の問題点

問題点1　カルシウムとマグネシウムのバランスが悪い

カルシウムとマグネシウムはセットで働くため、1対1のバランスにするのがベスト。しかし牛乳100mℓ中には約110mgのカルシウムが含まれているが、マグネシウムは10mg程度しか含まれてない

問題点2　カルシウムが体内で「悪玉化」する

牛乳には動物性たんぱく質が多く含まれているため、体内で余計な酸をつくり出し、骨を弱くするほか、細胞にも悪影響を与える

問題点3　ミネラルの「リン」が多すぎる

牛乳には、人間の母乳の6倍ともいわれる大量のリンが含まれている。リンは体にとって欠かせないミネラルだが、とりすぎは体に悪影響を与える

問題点4　日本人は牛乳の消化が苦手

牛乳には「乳糖」という糖分が含まれている。乳糖は人間の母乳にも含まれており、赤ん坊は乳糖を分解する消化酵素をつくれるが、アジア・アフリカ系の人は成長とともに消化酵素が減っていく

問題点5　乳たんぱくがアレルギーやがんの原因になる

牛乳に含まれるたんぱく質「カゼイン」が食物アレルギーを引き起こす。カゼインががんの原因になるという研究報告もある

問題点6　ホルモン過剰の問題

牛乳には、子牛の発育に必要な成長ホルモンのほか、搾乳量を増やすための人工的な成長ホルモン剤などが含まれている。また出産後だけでなく妊娠中の牛からも搾乳することで女性ホルモンも異常に増える

問題点7　農薬や抗生物質も取り込んでしまう

牛乳を飲むことで、牛のエサとなる牧草や穀物に使われていた農薬や、病気を防ぐために使われていた抗生物質を体内に取り込んでしまう

問題点8　製造過程で過酸化脂質が大量に発生

市販の牛乳の大半は保存のために、加熱殺菌（UHT）がおこなわれている。このとき乳脂肪が酸化し、過酸化脂質が大量に発生してしまうため、これが体の「サビ」の原因となる

「どんな油をとるか」が細胞の質を左右する

油（脂肪、脂質）の働きは、エネルギー源としての役割だけではありません。

一番重要なのが、細胞の膜（生体膜）をつくる働きです。体内にある60兆個の細胞の外側を取り囲んだり、ミトコンドリアをはじめとする細胞内小器官の一つひとつを包んだりしているのが生体膜で、この膜の主要な構成成分は油（脂肪酸）なのです。細胞膜は細胞を仕切るだけでなく、内と外とで酸素や栄養素、老廃物などの出し入れをおこなっています。

体のなかの油というのは、私たちが食事を通して摂取する油によって変わっていきます。質のいい油をとるか、悪い油をとるかで、細胞の働きが大きく左右されるのです。

油には大きく分けて、飽和脂肪酸と不飽和脂肪酸の2種類があります。牛肉や豚肉、乳製品などの動物性食品には飽和脂肪酸が、ベニバナ油やコーン油などの植物性の油には不飽和脂肪酸が多く含まれています。

不飽和脂肪酸には、さらに一価不飽和脂肪酸と多価不飽和脂肪酸があり、多価不飽和脂肪酸は体内で合成できないため「必須脂肪酸」と呼ばれます。この多価不飽和脂肪酸のオメガ3系とオメガ6系のとり方が、油に関する最も重要なポイントとなります。

2つの油がバランスよく含まれた生体膜は適度なやわらかさがあり、栄養素などの出し入れがスムーズなのです。また、オメガ3とオメガ6からつくられる局所ホルモンは、炎症反応のコントロールなど、体内の環境を一定に保つ恒常性の維持に極めて重要な役割を果たしています。

以上を踏まえて、油のとり方の要点をまとめると、

・高オメガ3（質のよい亜麻仁油やえごま油をとる）
・低オメガ6（それ以外の植物油を徹底的に控える）
・低飽和脂肪酸（肉類、パーム油、ココナッツ油などを控える）
・トランス脂肪酸ゼロ（加工油脂は可能な限りとらない）

となります。この4点を抑えることが、60兆個の細胞の生体膜を正しく働かせて健康を保つ秘訣なのです。

体にいい油、悪い油がある

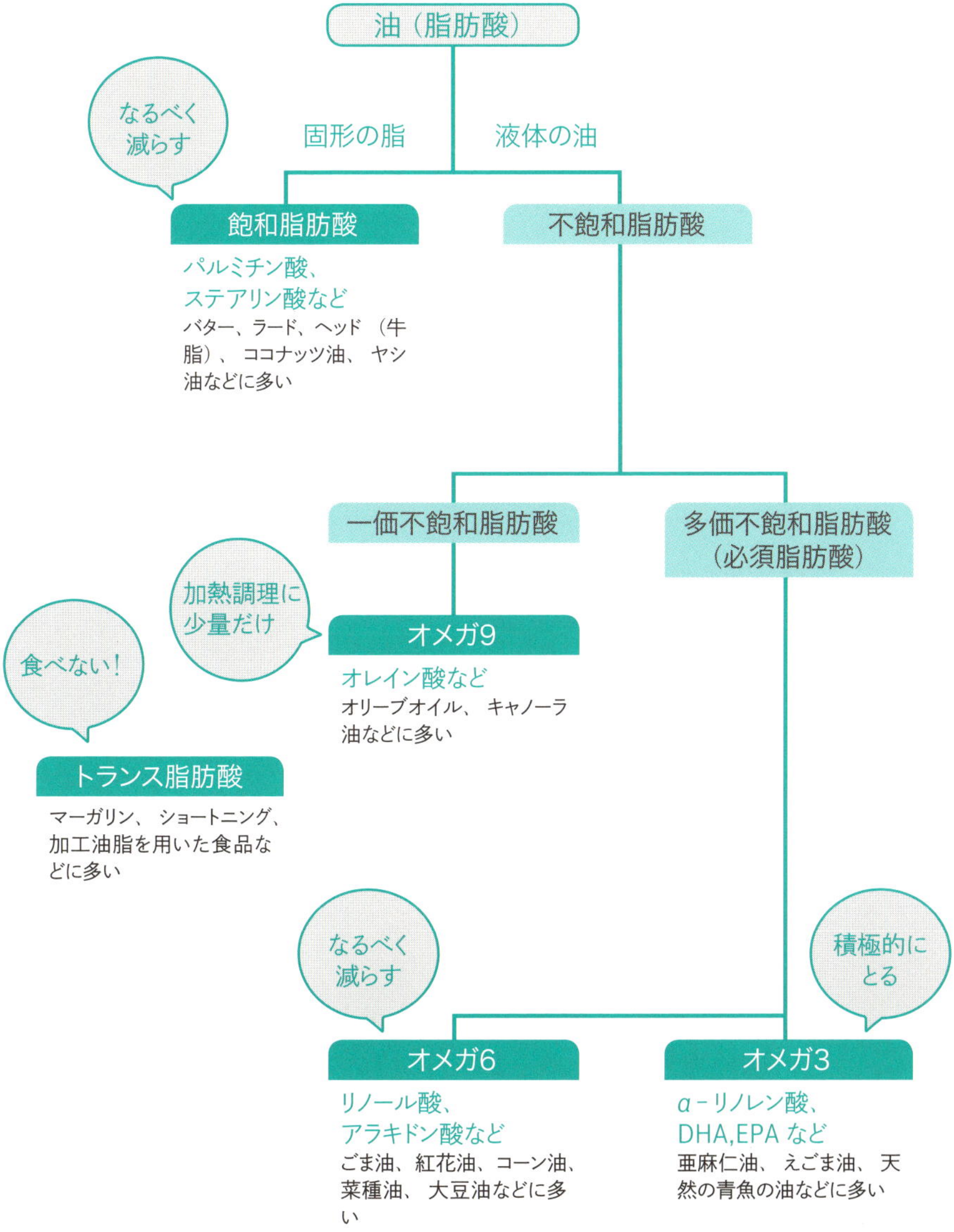

「オメガ3」と「オメガ6」のバランスが大事

生体膜の構成成分となったオメガ3とオメガ6は、正反対の働きをします。オメガ3が細胞膜をやわらかくするのに対し、オメガ6は硬くします。また、オメガ3が炎症を抑えるのに対し、オメガ6は促進します。

では、細胞膜はやわらかければやわらかいほどいいかというと、そうではなく、ある程度の硬さは必要です。また、炎症とは体に有害な刺激に対する免疫反応ですから、炎症がまったくないのも問題です。つまり、この2つの働きのバランスがとれていることが大切なのです。それは、両者の摂取量のバランスがとれていることを意味します。

ところが現在の私たちの食生活は、オメガ3の摂取源は非常に限られていて、意識してとる必要がある一方で、オメガ6の摂取源となるものは満ちあふれています。現代の食生活ではいとも簡単にオメガ3が不足するとともに、オメガ6のとりすぎにもなってしまいます。その結果、生体膜中のオメガ3とオメガ6のバランスも大きく崩れてしまっているのです。

こうした油のアンバランスは、肥満、アレルギー、心臓病、糖尿病、がん、うつといったさまざまな病気に関係していることがわかってきました。

ちなみに両者の理想的なバランスは、オメガ3が1、オメガ6が1～4といわれています。しかし現代人はオメガ3が1、オメガ6が10～50にも達しているといわれています。この比率を改善するには、オメガ3の摂取量を増やすと同時に、オメガ6の摂取量を減らさなければなりません。

ちなみに、オメガ3は知能とも深く関係しています。アメリカで6～12歳の子ども200人を対象におこなわれた調査によると、血中オメガ3濃度が低い子どもは、高い子どもに比べて学習障害が8・2倍あり、算数能力は4・7倍低く、総合学習能力も4・9倍低いという結果が出ました。また、かんしゃく、不安、寝起きが悪いといった傾向も見られたといいます。

脳をよみがえらせるにはいい油が不可欠です。毎日の食卓に、ぜひ良質な亜麻仁油を取り入れましょう。

オメガ3とオメガ6のおもな代謝経路

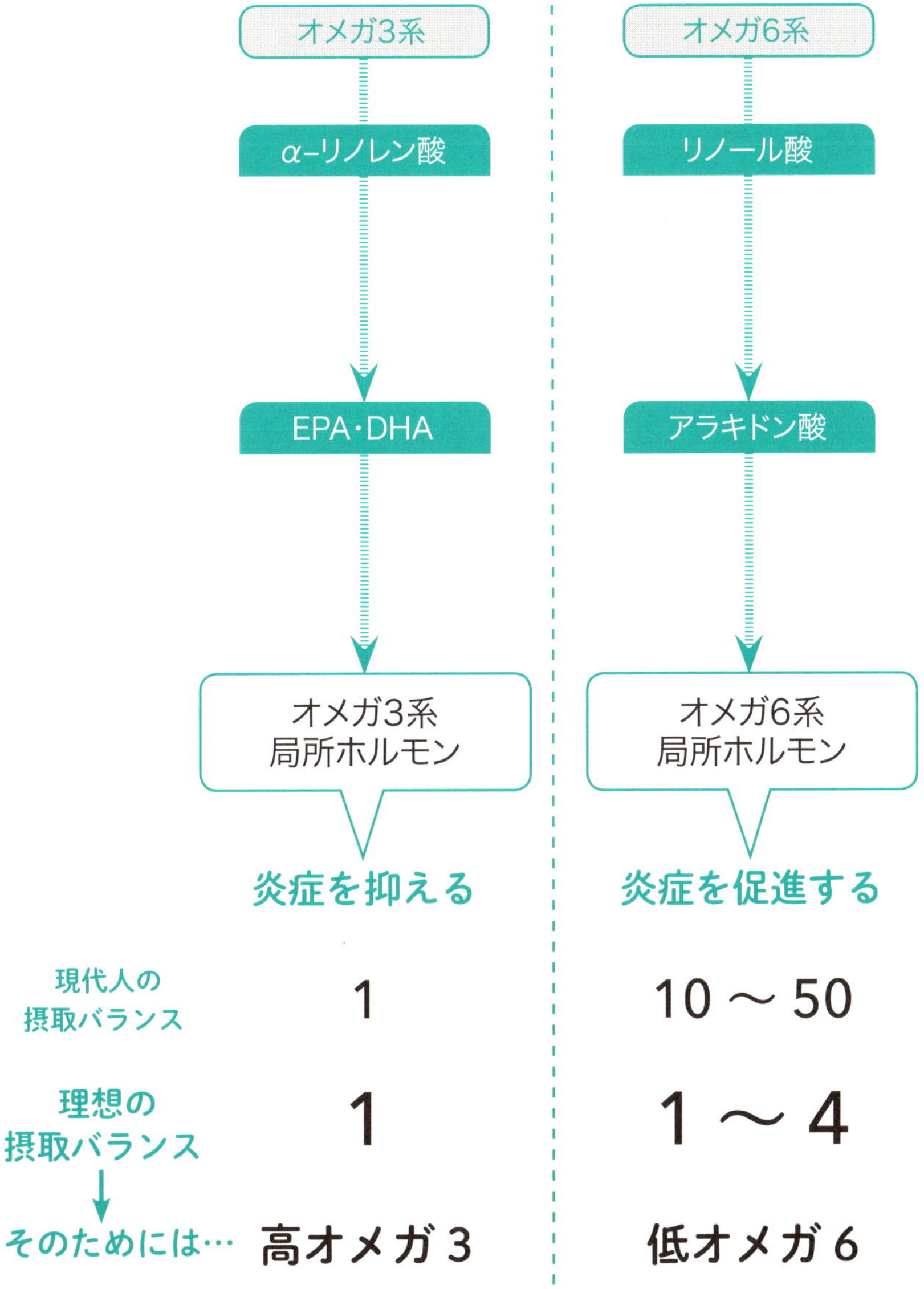

一番のおすすめは良質の「亜麻仁油」

105ページでオメガ3がとれる食品をいくつか紹介しましたが、私の一番のおすすめは亜麻仁油です。

亜麻仁油は、亜麻の種からとれる油で、フラックスオイルとも呼ばれます。植物由来であるため、魚油のような海洋汚染の心配もありません。

菜種油やごま油、コーン油など、一般的な植物油のα-リノレン酸含有量が1~10%程度なのに対し、亜麻仁油には脂肪酸全体の半分以上も含まれています。また、亜麻は寒冷地原産の植物なので、寒さで種が凍ってしまわないように、融点が低いα-リノレン酸を多く含んでいるわけです。

亜麻仁油の薬効は古くから知られており、ヨーロッパや北米、インド、エジプトなどで使われてきました。科学的に見ても、脳を健康に保つ、骨を強くする、アトピー性皮膚炎や花粉症などのアレルギーを抑える、免疫力を高める、肥満を防ぐ、不妊症を改善する……といった効果があることがわかっており、がん治療のために開発された食事法「ゲルソン療法」にも、亜麻仁油などの高オメガ3油が取り入れられています。

唯一の難点が熱に弱いこと。そのため亜麻仁油は生でとるのが基本です。そのまま飲んでもいいし、豆腐や納豆にかけたり、サラダのドレッシングとして使ってもいいでしょう。毎日大さじ1~2杯を目安にとるようにしてください。

また、亜麻仁油は非常にデリケートな油で、酸化しやすいため、遮光ビンに入ったものを選び、開封後は冷蔵庫で保存し、1カ月以内に使い切ってください。

最近になって、亜麻仁油やえごま油は栄養豊富な「スーパーフード」として知られるようになり、誰もが簡単に入手できるようになりました。その反面、それほど質のよくないものも多く売られているようです。

これはえごま油の例ですが、国民生活センターが20社のえごま油を調べたところ、そのうちの1社の製品ではα-リノレン酸が3割程度しか含まれていませんでした。ほかの植物油についても、選ぶ際には左記のポイントに注意してください。

質のよい亜麻仁油を選ぶポイント

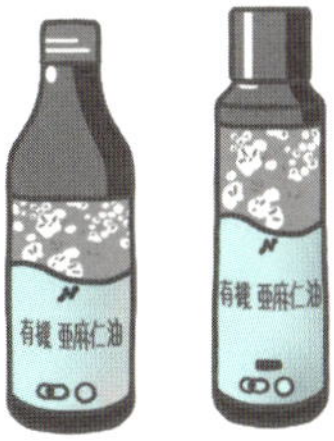

ポイント 1

低温圧搾（コールドプレス）製法

亜麻仁油は亜麻の種を圧搾してつくられるが、高温加熱や溶剤抽出するなど、搾油方法が何種類かある。亜麻仁油は高温にさらされると成分が変質する可能性があるため、低温圧搾のものがおすすめ

ポイント 2

未精製

未精製のものは、亜麻仁油が本来持っている栄養素を含んでおり、黄金色をしている。なかには亜麻仁油独特の雑味を消すため、精製しているものもある。透明のものは精製されているため避ける

ポイント 3

有機ＪＡＳ認定

有機JASは、農薬や化学肥料を使わず、さらに作物を植える2年以上の間、堆肥などで土作りをおこなった土地で生産した農作物が認定される。安心・安全のために、有機JASのものを選びたい

ポイント 4

遮光ビン入り

油は光で酸化してしまうが、亜麻仁油は特に酸化に弱い。太陽光や自然光から油を守るために、黒色の遮光ビンに入った製品が最もよい。透明容器の亜麻仁油は酸化が進んでいる可能性がある

ポイント 5

トランス脂肪酸フリー

植物油の製造時には有害なトランス脂肪酸（次頁参照）が発生・混入してしまう恐れがある。「トランス脂肪酸フリー」と書かれていれば安心

絶対とってはいけない「トランス脂肪酸」

その一方で、みなさんには絶対に避けてほしい油があります。それが「トランス脂肪酸」です。

２０１５年、アメリカの食品医薬品局（ＦＤＡ）は、トランス脂肪酸を含む加工油脂の食品使用を２０１８年６月までに全廃すると発表しました。

アメリカではそれ以前からも、加工食品にトランス脂肪酸の含有量の表示義務があり、ニューヨーク市やカリフォルニア州では飲食店での使用を禁じていました。ですが、とうとう全米の食品から排除すべき有害物質だという見解を示したのです。

トランス脂肪酸がなぜ悪いかというと、〝不自然な油〟だからです。原料こそ植物油ですが、水素添加という技術で液体の油を固形状に変える過程で発生します。その構造は、不飽和脂肪酸と飽和脂肪酸の間くらい、どっちつかずの中途半端なものです。

そんなトランス脂肪酸が私たちの体内に入ると、何が起こるでしょうか？　トランス脂肪酸が生体膜の原料として使われてしまうと、膜の構造が不安定になったり、細胞内外での物質のやりとりがうまくいかなくなります。つまり、細胞の機能を低下させるのです。

それが全身の細胞で起こるわけですから、私たちの健康への影響は実に甚大です。

比較的よく知られている心臓のトラブル（循環器疾患）だけでなく、がんや糖尿病、眼疾患、妊娠や出産の問題、さらにはうつや認知症など、心身のさまざまな健康問題との関連性が報告されているのです。

トランス脂肪酸の規制は、欧米や南米、中国、韓国でもおこなわれています。それなのに、日本では「摂取量が少ないから問題ない」として野放し状態です。ならば、自衛するしかありません。

トランス脂肪酸は、マーガリンのほか、ショートニング、ファットスプレッド、加工油脂、植物油脂という表記で、加工食品やお菓子といったさまざまな食品に含まれています。

みなさん自身や周囲の方々の健康を守るために、食品を選ぶ目を磨いていってください。

トランス脂肪酸を多く含む食品

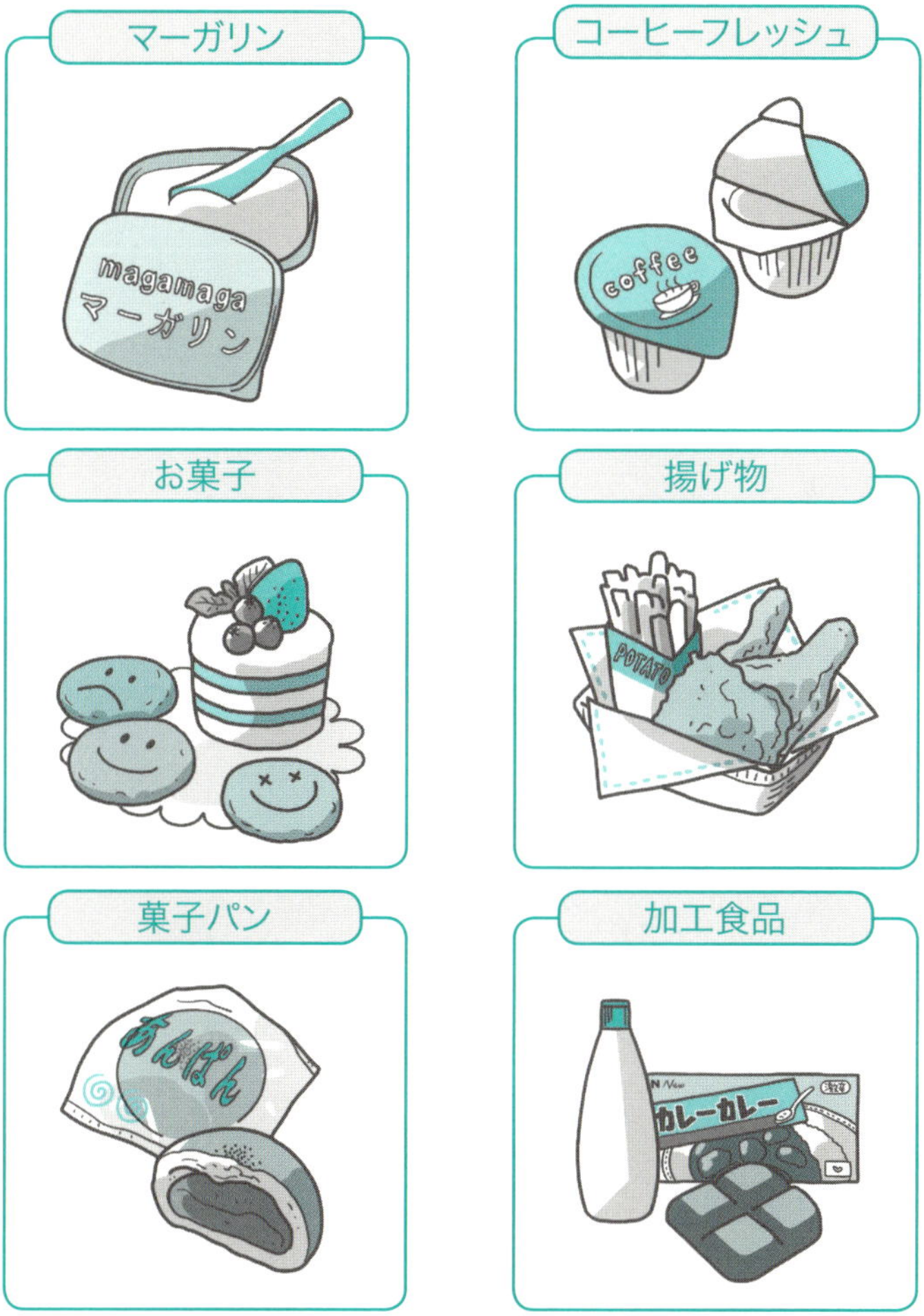
マーガリン
magamaga
マーガリン
コーヒーフレッシュ
coffee
お菓子
揚げ物
POTATO
菓子パン
あんぱん
加工食品
カレーカレー

- ショートニング、ファットスプレッド、植物油脂といった名前のものには、トランス脂肪酸が含まれている可能性が高い
- トランス脂肪酸を含まない油を使っていても、高温調理によりトランス脂肪酸が発生する恐れがある

断食と少食を中心とした9つのメソッド

ここまで、断食をはじめ、食事や栄養のことを中心にお伝えしてきました。最後に、生活習慣全般についてもお話ししておきましょう。

月に1回程度の断食をおこない、日頃から少食を心掛けていても、その他の生活習慣に問題があれば十分な効果を得られません。といっても、そんなに難しいことではなく、特別な道具もいらないので、今日から実践できることばかりです。

ひとつめは「光」です。朝日を浴びることには、体内時計をリセットする効果があります。朝日とともに起きるのが理想的です。

次は「水」です。断食中も朝1杯の水を飲むことをすすめているように、質のよい水をとることで体にスイッチが入ります。

3つめは「食」です。穀菜食の重要性についてはこれまで何度も述べてきた通りです。

4つめは「運動」です。毎日5000〜8000歩程度のウォーキングをするようにします。

5つめは「休息（睡眠）」です。私たちの体は睡眠中にメンテナンスをおこなっています。質のいい睡眠をとれば、それだけ体の回復力が高まります。

6つめは「脳」です。脳を活性化させるために音楽を聴いたり、自分がリラックスできることを生活に取り入れていきます。

7つめは「姿勢」です。姿勢が悪いと、血液や酸素の流れが悪くなります。

最後は「呼吸」。ミトコンドリアは、酸素と栄養からエネルギーをつくり出します。また、呼吸法は集中力やリラックス効果を高めてくれます。

断食と少食を柱とした9つのメソッドを実践することで、脳と体は活性化します。52ページで、3週間で子宮頸がんが消えた女性を紹介しましたが、彼女も、これらを網羅したプログラムを実践したひとりです。

では1日のなかに、これらのメソッドをどのように組み込んでいけばいいのでしょうか。そのヒントを朝、昼、夜の3つに分けて解説していきましょう。

9つのメソッドで脳と体が変わる!

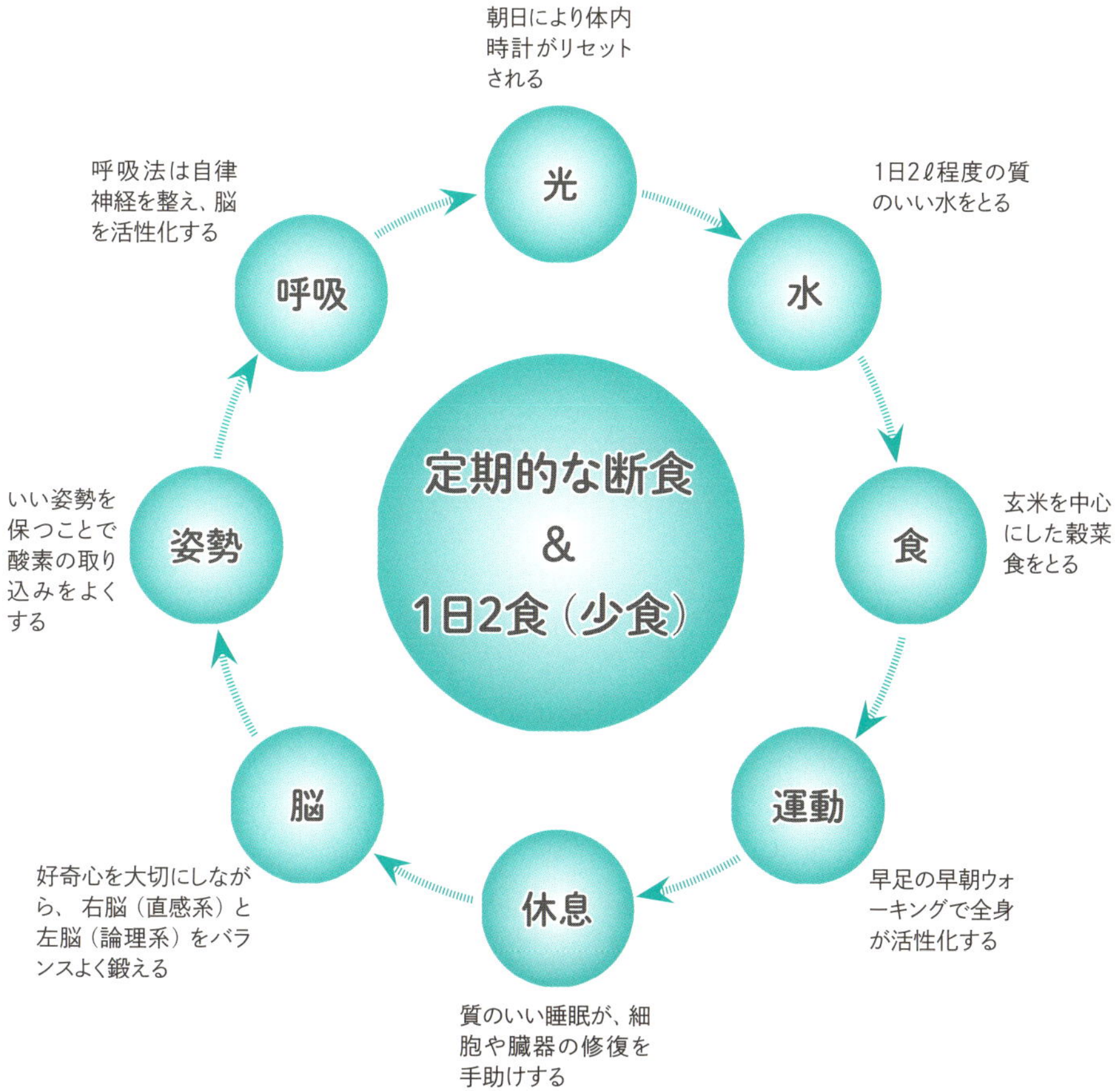

脳と体が目覚める「朝」の過ごし方

私はもう何十年も早起きの生活を続けています。私からすると朝遅くまで寝ているなんて、もったいないように思えて仕方ありません。「早起きは三文の得」「早起き千両、夜起き百両」といった言葉があるように、昔の人は早起きの価値を経験的に理解していました。しかしこれは科学的にも根拠があることなのです。目から入った早朝の日光（青色光）が脳に刺激を与えることで、体内時計がリセットされます。1日のはじめに全身の細胞の活動スケジュールを整えるのが、早朝の日光の刺激なのです。

また、早朝の日光には「減量効果」があることもわかっています。運動量や摂取カロリーなどとは独立して、朝日を浴びる時間帯が早ければ早いほど、BMI（体格指数）が下がるというものです。

そのうえでおすすめしたいのが、早朝のウォーキングです。川べりや公園など、自然のなかを歩くことで、気分もリフレッシュします。

さらに脳を鍛えたいなら、ウォーキングしながら暗算する、2人でしりとりする、といったことを取り入れてみてください。体と頭を同時に使うことには、軽度認知障害の改善や脳の萎縮を抑える効果があります。

運動で筋肉が刺激を受けると、脳の働きを高める働きがある「成長ホルモン」が分泌されます。同時に脳で記憶を司る海馬では「脳由来神経栄養因子（BDNF）という神経細胞の増殖にかかわるたんぱく質も増えます。この「負荷の合わせ技」で神経細胞同士のネットワークを構築することで、健脳効果が得られます。

ちなみに、断食により細胞内のミトコンドリアが増加すると述べましたが（24ページ参照）、ミトコンドリアは負荷をかけてエネルギー不足の状態をつくることで増える性質があります。これを運動にも応用し、少し早足のウォーキングにすると、ミトコンドリアを増やす効果も期待できます。

朝起きたらまず1杯の水を飲み、朝食をとる場合はもちろん穀菜食にします。あくまでも少食を心掛けてください。

早朝ウォーキングの効果

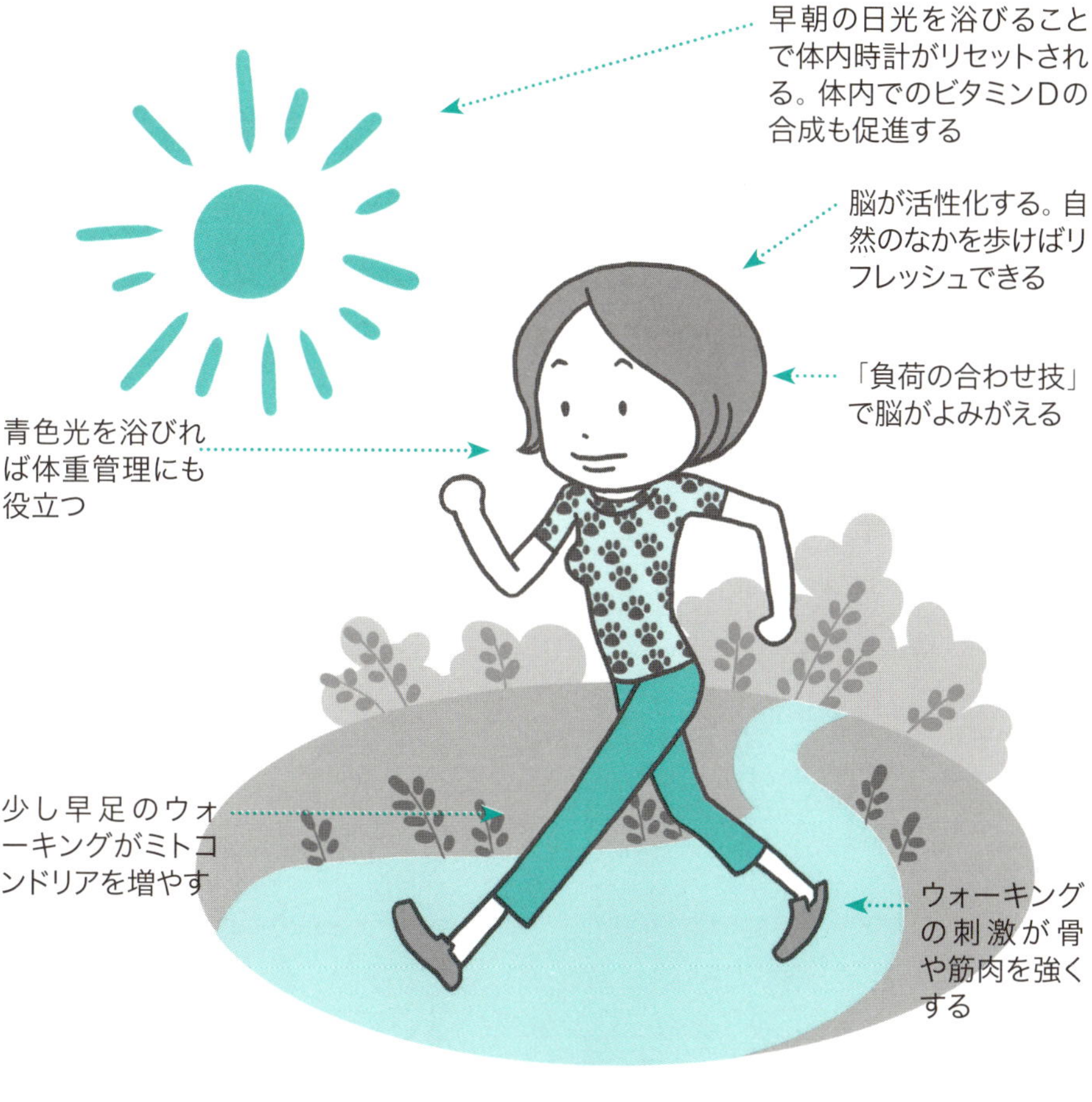

早朝の日光を浴びることで体内時計がリセットされる。体内でのビタミンDの合成も促進する
脳が活性化する。自然のなかを歩けばリフレッシュできる
「負荷の合わせ技」で脳がよみがえる
青色光を浴びれば体重管理にも役立つ
少し早足のウォーキングがミトコンドリアを増やす
ウォーキングの刺激が骨や筋肉を強くする

ウォーキングはどの時間帯でもできるが、
早朝におこなうことでさまざまなメリットがある

集中力・ひらめきがアップする「昼」の過ごし方

昼間は仕事や家事、勉強などの活動タイムです。脳や体が活性化していれば、自ずと能率がアップします。

ケトン体には集中力を高める効果があるとお話ししましたが、集中力は呼吸法でも高めることができます。

呼吸には、私たちが普段無意識におこなっている「生きるための呼吸」と、意識的におこなう「脳を活性化させるための呼吸」があります。これは横隔膜を大きく動かす腹式呼吸で、続けていると脳波にα波が多く出てきます。

呼吸法を実践する際には、まず息をしっかり吐き切ります。吐いたあとは、息が自然に入ってくるのにまかせます。吐くのは15秒くらいかけておこない、2秒ほど息を止め、吸うのは3秒くらいにしましょう。

仕事の合間に呼吸法を取り入れるだけでなく、時間に余裕があれば、朝おこなうのもおすすめです。1日の好スタートを切ることができます。

仕事や勉強などで椅子に座っている時間が長い人は、姿勢にも注意が必要です。

人間の頭は意外に重く、体重50kgの人の頭は約5kgあるといわれています。この重さをうまく支えられないことが、頭痛や肩こり、腰痛の原因になってしまっているのです。

それを防ぐには、背筋をピンと伸ばし、背もたれになるべくもたれないようにすることです。脚も組みません。そうしているうちに、体を支える筋肉が鍛えられ、楽に姿勢を保てるようになっていきます。

座って考えているときより、屋外で歩いているときにいいアイデアが浮かんだり、考えがまとまったりした……という経験は、誰にもあるかと思います。

実際に、学生を対象におこなわれたアメリカの研究でも、ウォーキングがクリエイティブな脳をもたらすことが示されているのです。さらに、20〜50代を対象としたイギリスの研究では、1週間あたりの運動回数が多い人ほどうつの発症リスクが低いことがわかっています。

歩くことはもっとも手軽な脳活性法なのです。

脳を活性化する呼吸法

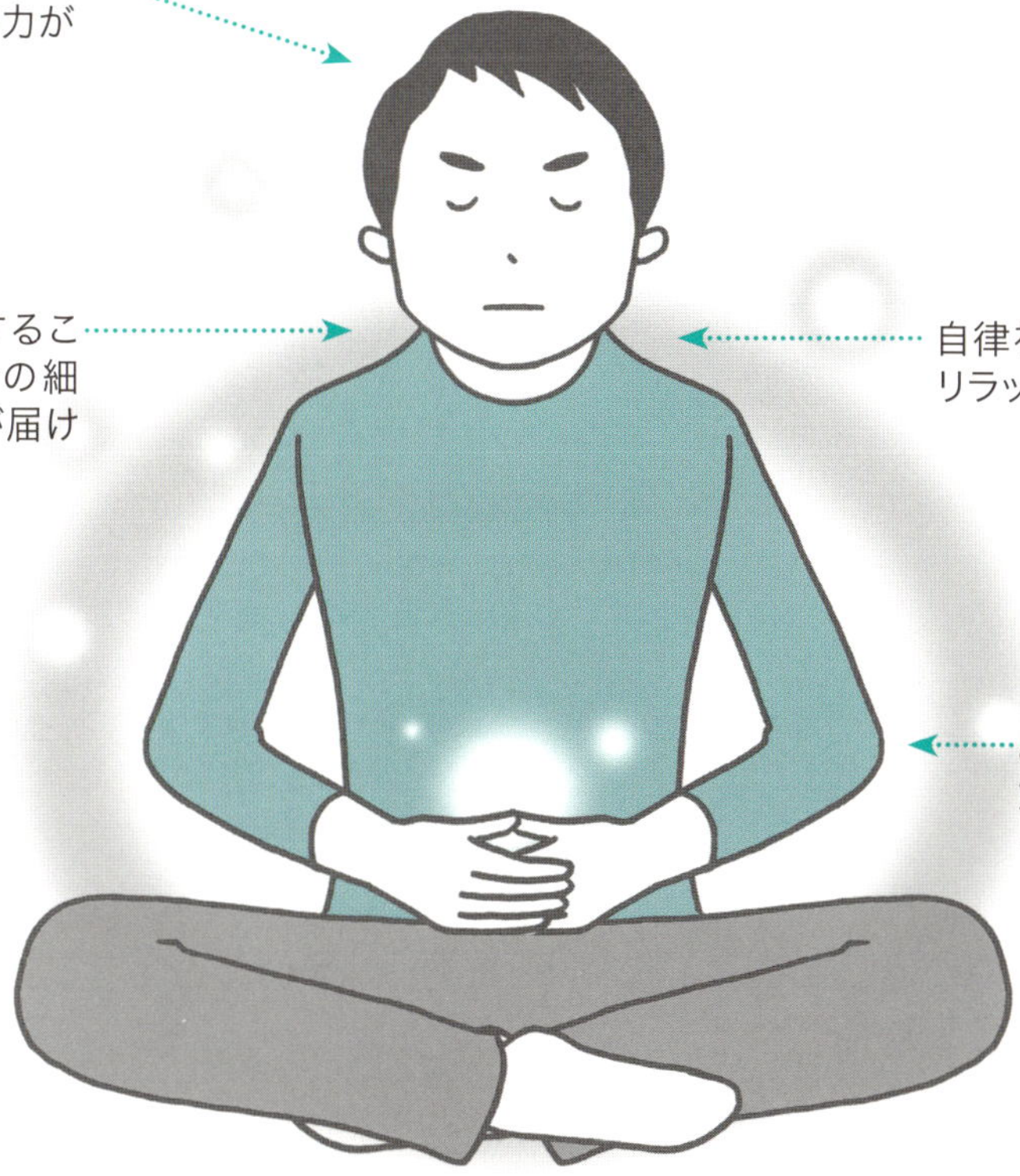

脳波にα波が出てきて集中力が高まる
深く呼吸することで、全身の細胞に酸素が届けられる
自律神経が整いリラックスする
よい姿勢を意識しやすくなる

最初に口から息を15秒ほどかけて吐ききり、2秒ほど止め、3秒くらいで鼻から吸う。これを5～20分程度繰り返す

脳と体の回復力を高める「夜」の過ごし方

夜は、脳と体のメンテナンスをする時間。私たちが休んでいる間に、細胞や臓器たちが活発に働いているのです。ところがその時間帯に私たちが活動していれば、細胞や臓器たちは自分の仕事ができなくなってしまいます。それが疲れやだるさ、ひどい場合は病気となってあらわれてきます。

では、体の仕事を邪魔しないためにはどうすればいいか――。それは夜、なるべく食べないことです。

夜寝るときに胃にものが入っていれば、睡眠中にそれを消化しなくてはなりません。そこで、「1日2食」を実践するなら夕食をとらないのもおすすめです。その後の睡眠時間と合わせ、空腹の状態を長時間保つことができるからです。

夕食をとる場合でも、腹八分目を心掛けた上で、遅くとも夜8時までには夕食を終えるようにします。カフェインが含まれるコーヒーや紅茶、緑茶などは、夕方5時以降は控えるようにしましょう。寝酒は睡眠の質を悪くするので、おすすめできません。

また、朝の過ごし方のところで、青色光である早朝の日光が脳を目覚めさせると述べましたが、スマートフォンやパソコンから出る青色光にも、脳を覚醒させる作用があります。そのため、夜にこの光の刺激を受けると、不眠を招いてしまいます。

睡眠のトラブルが慢性化すると、十分な休息がとれず、細胞の修復と記憶の整理に支障をきたします。たとえば、慢性的な睡眠不足では、脳のなかに「アミロイドβ」というアルツハイマー病と関連する物質が増加しやすくなることがわかっています。

また睡眠が脳の記憶だけでなく、体内に侵入してきた細菌やウイルスなどの〝外敵〟との遭遇を記憶し、次に対峙したとき素早く反応する「免疫記憶」にもかかわっているという研究結果もあります。

このように9つのメソッドを見ていくと、どれも当たり前のように思われるかもしれません。しかし、いわば当たり前のことこそが最高の予防医学であり、脳と体を活性化する、唯一にして最高の方法なのです。

睡眠中は体の修復時間

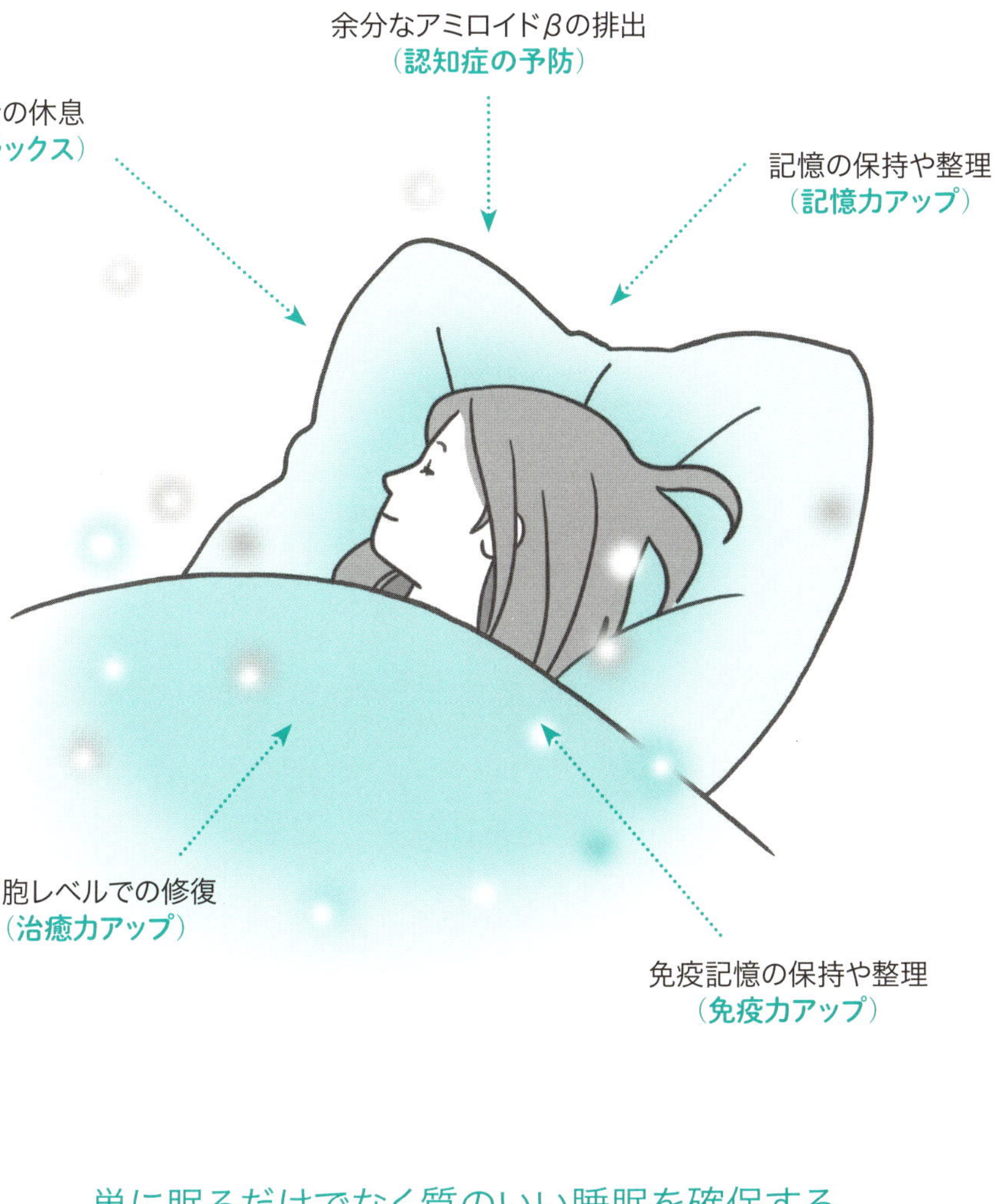

単に眠るだけでなく質のいい睡眠を確保するためには、消化器を休ませ、夜8時には食事を終え、10時には床につくようにする

「新月ファスティング」を取り入れよう

ファスティングは、スケジュールに余裕があるときや週末など、ご自身のやりやすいタイミングでおこなうのもいいですが、もし時期を選べるのであれば、新月におこなうことをおすすめします。

月の引力が潮汐現象を起こすことはよく知られていますが、地球、そして私たち人間は月の影響を受けています。

たとえば、漁業や農業、林業では、漁のタイミングを見極めたり、新月に苗の植え替えや伐採をしたりと、古くから月の周期を取り入れてきました。

また、満月前後には出産が多いといわれています。体重の半分以上が水分で構成されている人間が月の引力の影響を受けるのは、考えてみればそれほど不思議なことではありません。

この月の周期を意識することで、より断食力を高めるのが「新月ファスティング」というわけです。

夜空に月が見えなくなる新月は、浄化する作用が最も強くなるといわれています。断食の効果のひとつに体にたまった有害物質の排出がありますが、新月に断食をおこなうことで、このデトックス効果が促進されると考えられるのです。

新月ファスティングのメリットはもうひとつあります。それは、新月にファスティングを繰り返しているうちに、月に一度「食べない」習慣が身につくことです。ファスティングに慣れていない人でも、これなら続けられるのではないでしょうか。

そもそも、現代の日本人は食べすぎています。月に1回食べない日をつくることで、胃腸を休ませ、体にたまった毒をデトックスするようになれば、自然に健康な体へと変わっていくことでしょう。

新月は太陽と月と地球が一直線に並んでいる日で、とてもエネルギーが強く、新しいことをスタートさせるのに最適なタイミングだともいわれています。これからの人生に、ファスティングという新しい習慣を取り入れるために、新月のパワーを借りてみてはいかがでしょうか。

新月早見表

	2016年	2017年	2018年	2019年	2020年	2021年
1月	10日	28日	17日	6日	25日	13日
2月	8日	26日	16日	5日	24日	12日
3月	9日	28日	17日	7日	24日	13日
4月	7日	26日	16日	5日	23日	12日
5月	7日	26日	15日	5日	23日	12日
6月	5日	24日	14日	3日	21日	10日
7月	4日	23日	13日	3日	21日	10日
8月	3日	22日	11日	1日と30日	19日	8日
9月	1日	20日	10日	29日	17日	7日
10月	1日と31日	20日	9日	28日	17日	6日
11月	29日	18日	8日	27日	15日	5日
12月	29日	18日	7日	26日	15日	4日

参考資料

〈山田式〉ミネラルファスティング実践データ

【検査方法】

対象者 健常者5名（基礎疾患なし）

実施方法 ファスティング用ドリンクを6日間摂取。
準備期・復食期はそれぞれ最低3日以上
＊ファスティングの10日前からサプリメントの摂取を控え、ファスティング中も基本的にドリンク以外は摂取なし

検査方法 ファスティング前、ファスティング後（復食期最終日）、ファスティング終了1カ月後の3回、採血をおこなった（食事を伴う場合は食後2時間後）

【血液検査の結果】

1. 中性脂肪、コレステロール値の減少
2. 血糖値が安定し、インスリン分泌が減少
3. 鉄、フェリチンの増加傾向
4. 動脈の硬さ（CAVI値）が改善
5. ファスティング後のケトン体が増加

データ提供（協力）
・ナチュラルアートクリニック院長 御川安仁先生（杏林アカデミー認定医）
・ファスティングマイスター学院

● 中性脂肪（基準値：50～149mg/dℓ）
● 総コレステロール（基準値：150～219mg/dℓ）

対象者	項目	ファスティング前	1カ月後	前後差
A：50代男性	中性脂肪	376	75	-301
	総コレステロール	258	207	-51
B：40代男性	中性脂肪	272	121	-151
	総コレステロール	179	166	-13
C：20代男性	中性脂肪	259	50	-209
	総コレステロール	228	169	-59
D：30代女性	中性脂肪	94	34	-60
	総コレステロール	159	151	-8
E：20代女性	中性脂肪	65	―（未検査）	―（未検査）
	総コレステロール	146	―（未検査）	―（未検査）

中性脂肪、コレステロールとともに減少傾向で、前後差を比較すればわかるように、脂質代謝の大幅な改善がみられる

● 血糖値（食後2時間／基準値：140mg/dℓ未満）
● インスリン（基準値：20～10μU/mℓ）

対象者	項目	ファスティング前	ファスティング後	1カ月後
A：50代男性	血糖値	148	100	108
	インスリン	20.5	9.9	11.5
B：40代男性	血糖値	122	82	126
	インスリン	19.1	12.3	24.7
C：20代男性	血糖値	114	88	109
	インスリン	56.5	4.9	15.8
D：30代女性	血糖値	81	93	91
	インスリン	5	5.1	4.9
E：20代女性	血糖値	113	99	―
	インスリン	34.3	13.3	―

ファスティングの実施により血糖値が安定し、インスリンの効きがよくなったために分泌量も抑えられている

参考資料

● 鉄（基準値：男性60～210μg/dℓ、女性50～170μg/dℓ）
● フェリチン（基準値：男性20～280ng/mℓ、女性5～157ng/mℓ）

対象者	項目	ファスティング前	ファスティング後	1カ月後
A：50代男性	鉄	76	142	147
	フェリチン	84	295	89
B：40代男性	鉄	150	119	155
	フェリチン	370	358	379
C：20代男性	鉄	132	102	112
	フェリチン	168	231	329
D：30代女性	鉄	38	56	67
	フェリチン	18	36	23
E：20代女性	鉄	87	64	—
	フェリチン	11	17	—

鉄のサプリメントなどを摂取していないにもかかわらず、鉄（血清鉄）、フェリチン（貯蔵鉄）ともに増加傾向を示す。

ファスティングにより腸内環境が改善し、穀菜食の少食を続けた結果、適量のミネラルが適切に吸収されるようになったためと考えられる

● CAVI（基準値：8.0未満）

対象者	項目	ファスティング前	ファスティング後	1カ月後
A：50代男性	CAVI	7.1	6.4	7.1
	血管年齢	40代後半	30代前半	40代後半
	体重(kg)	82.5	76.4	82
C：20代男性	CAVI	5.5	5.1	4.7
	血管年齢	20代前半	20代以下	20代以下
	体重(kg)	75	71.6	70.2
D：30代女性	CAVI	6.9	6.3	6
	血管年齢	30代後半	30代前半	20代後半
	体重(kg)	54	52.2	53.8

動脈の硬さを測る指標 CAVI の数値が減少するとともに、血管年齢の若返りがみられる
*体重測定があった被験者のみ掲載

● ケトン体（基準値：総ケトン体28～120Mmol/l、アセト酢酸14～68Mmol/l、β-ヒドロキシ酪酸0～74Mmol/l）

対象者	項目	ファスティング前	ファスティング後	1カ月後
A：50代男性	総ケトン体	33	506	44
	アセト酢酸	13	83	20
	β-ヒドロキシ酪酸	20	422	24
B：40代男性	総ケトン体	33	21	48
	アセト酢酸	15	9	20
	β-ヒドロキシ酪酸	18	12	28
C：20代男性	総ケトン体	32	267	34
	アセト酢酸	15	62	18
	β-ヒドロキシ酪酸	17	205	16
D：30代女性	総ケトン体	391	41	68
	アセト酢酸	102	20	35
	β-ヒドロキシ酪酸	289	21	33
E：20代女性	総ケトン体	29	311	ー（未検査）
	アセト酢酸	13	57	ー（未検査）
	β-ヒドロキシ酪酸	16	254	ー（未検査）

被験者A、C、Eは、ファスティング後のケトン体の増加が著しい。
A、B、Cでは、ファスティング前よりも1カ月後のほうが、ケトン体が概ね増えており、ファスティング後の少食習慣も好影響を与えていると考えられる

《総ケトン量の変化》

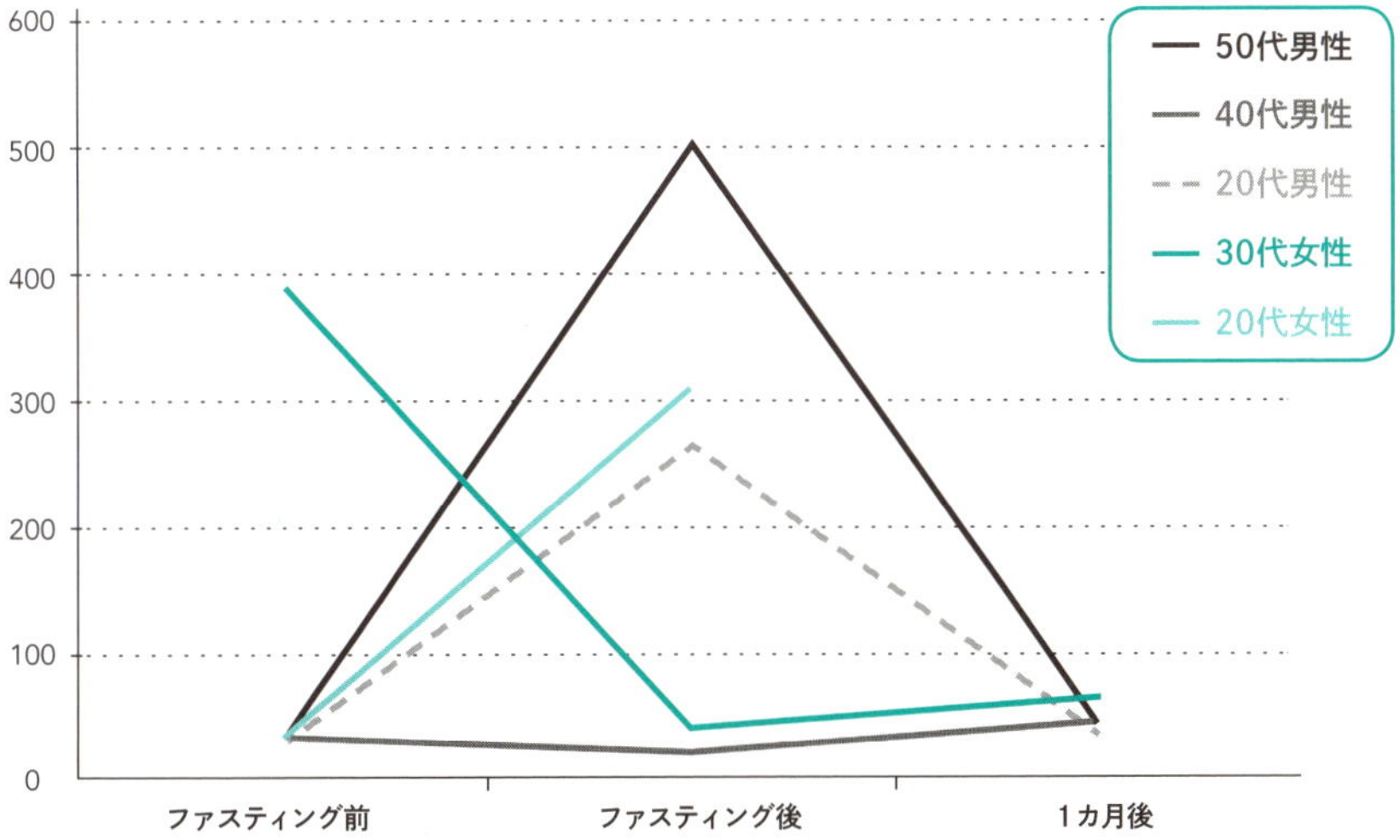

杏林アカデミー（京都市）

http://kyorin-yobou.net/academy/

山田豊文が提唱する「細胞環境デザイン学」を日本に広めていくための、人材育成を目的とした学校（杏林予防医学研究所が運営）。上級講座を修了し、資格試験に合格した「認定医」及び「認定講師」の方々が、全国各地で活躍している

アカサカフロイデクリニック（東京・赤坂）

http://akasaka-freude.com/

山田豊文がCEOを務め、杏林アカデミー認定医の武井みずほ院長と共に、〈山田式〉ミネラルファスティングや正しい食事のあり方を指導するクリニック。「細胞環境デザイン学」に基づく、体に負担をかけない独自の自然なアプローチを駆使し、治癒力を高めるケアを包括的におこなっている

著者紹介

山田豊文（やまだ とよふみ）

杏林予防医学研究所所長。米国公益法人ライフサイエンスアカデミー理事長。あらゆる方面から細胞の環境を整えれば、誰でも健康に生きていけるという「細胞環境デザイン学」を提唱し、本来あるべき予防医学と治療医学の啓蒙や指導を行う。2013年「杏林アカデミー」を開校。細胞環境デザイン学を日本に広めていくための人材教育に力を注いでいる。2016年には東京・赤坂に「アカサカフロイデクリニック」を開院し、細胞環境デザイン学に基づく医療を提供している。

おもな著書に『細胞から元気になる食事』（新潮社）、『病気がイヤなら「油」を変えなさい!』（河出書房新社）、『脳がよみがえる断食力』『頭がよくなる脳内デトックス』『「老けない体」は骨で決まる』（小社刊）などがある。

杏林予防医学研究所ホームページ　http://kyorin-yobou.net/

【図解《ずかい》】脳《のう》がよみがえる断食力《だんじきりょく》

2016年5月10日　第1刷

著　　者　山《やま》田《だ》豊《とよ》文《ふみ》

発 行 者　小澤源太郎

責任編集　株式会社 プライム涌光

電話　編集部　03(3203)2850

発行所　株式会社 青春出版社

東京都新宿区若松町12番1号〒162-0056

振替番号　00190-7-98602

電話　営業部　03(3207)1916

印刷　大日本印刷　　製本　フォーネット社

万一、落丁、乱丁がありました節は、お取りかえします。

ISBN978-4-413-11178-2 C0077

細胞から元気になる!

山田豊文の好評既刊

脳がよみがえる断食力

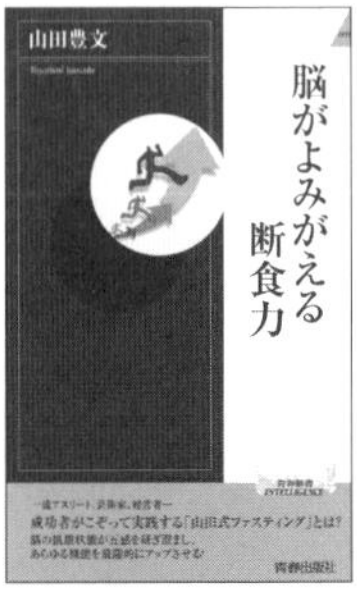

脳の飢餓状態が五感を研ぎ澄まし、
あらゆる機能を飛躍的にアップさせる!

新書判 730円 ISBN978-4-413-04224-6

「老けない体」は骨で決まる

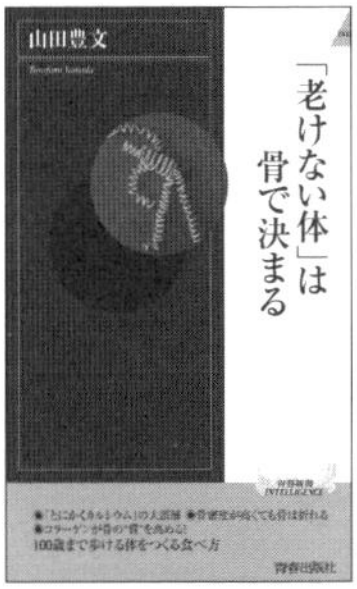

100歳まで歩ける体をつくる食べ方

新書判 781円 ISBN978-4-413-04382-3

頭がよくなる脳内デトックス

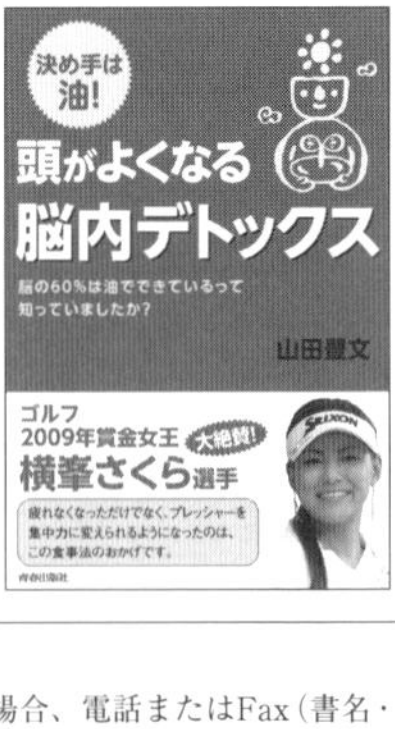

脳の60%は油でできているって
知っていましたか?

四六判 1333円 ISBN978-4-413-03729-7

お願い ページわりの関係からここでは一部の既刊本しか掲載してありません。折り込みの出版案内もご参考にご覧ください。

※上記は本体価格です。(消費税が別途加算されます)
※書名コード(ISBN)は、書店へのご注文にご利用ください。書店にない場合、電話またはFax(書名・冊数・氏名・住所・電話番号を明記)でもご注文いただけます(代金引替宅急便)。商品到着時に定価+手数料をお支払いください。〔直販係 電話03-3203-5121 Fax03-3207-0982〕
※青春出版社のホームページでも、オンラインで書籍をお買い求めいただけます。ぜひご利用ください。
〔http://www.seishun.co.jp/〕